丁香医生
人体调查组

丁香医生　著

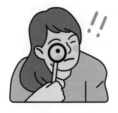

MAD BODY

北京科学技术出版社

图书在版编目（CIP）数据

丁香医生人体调查组 / 丁香医生著. — 北京：北京科学技术出版社，2021.10
　　ISBN 978-7-5714-1614-0

　　Ⅰ. ①丁… Ⅱ. ①丁… Ⅲ. ①健康 – 普及读物 Ⅳ. ① R161-49

中国版本图书馆CIP数据核字(2021)第118849号

内容策划：丁香医生工作室

　　　　　董　洋　　杨大风　　丁哥哥　　叶南希　　叔　贵
　　　　　Jame　　栗子阿孙
合作专家：曾相儒　　梁培禾　　杨玉成　　孙悦礼　　李晓宁
　　　　　赵思家　　方　可　　张思凡　　刘路浩　　袁先道
内文插画：韩建南　　董友希　　蔻格茨　　苏小婷　　绿　川
　　　　　搞错饺子　　好的山姆　　Superch　　萍　崽

策划编辑：胡　诗　　　　　　　　电　　话：0086-10-66135495（总编室）
营销编辑：蔡　瑞　　　　　　　　　　　　　0086-10-66113227（发行部）
责任编辑：胡　诗　　　　　　　　网　　址：www.bkydw.cn
责任校对：贾　荣　　　　　　　　印　　刷：北京宝隆世纪印刷有限公司
装帧设计：源画设计　　　　　　　开　　本：889 mm × 1194 mm　1/32
责任印制：李　茗　　　　　　　　字　　数：91千字
出 版 人：曾庆宇　　　　　　　　印　　张：10
出版发行：北京科学技术出版社　　版　　次：2021年10月第1版
社　　址：北京西直门南大街16号　印　　次：2021年10月第1次印刷
邮政编码：100035　　　　　　　　ISBN 978-7-5714-1614-0

定　价：79.00元

目　录

第一章
亘古未解人体之谜

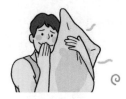

第二章
养生青年续命指南

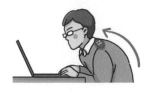

第三章
一定要搞懂的人体冷知识

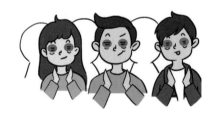

第四章
尴尴尬尬的身体小问题

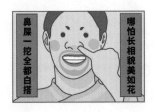

第五章
接纳不完美，和自己好好在一起

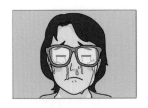

第一章

亘古未解
人体之谜

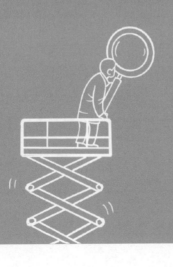

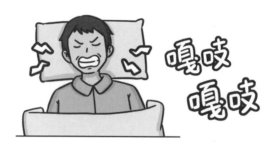

男人的枕头
为什么那么容易黄?

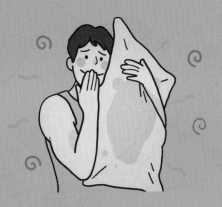

世界上有各种各样的"未解之谜"——

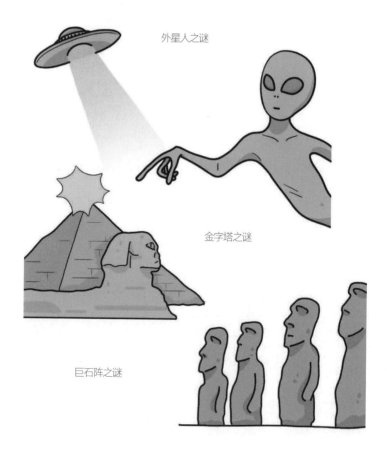

外星人之谜

金字塔之谜

巨石阵之谜

其中一个十分特别，它与很多人的生活息息相关，而且让大多数已婚女性很挠头，它就是——

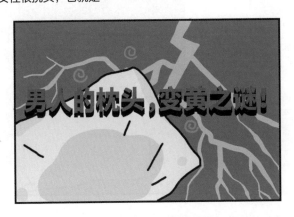

如果说女人是水做的，那男人一定是油炸的。

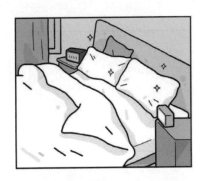

为什么这么说呢？你看，同样是新换的枕套，同样是每天睡 8 小时，两者的区别真的有点大。

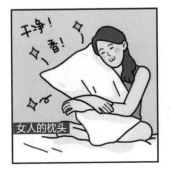

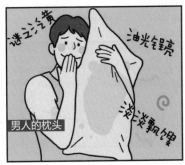

无论是什么样的男人，都逃脱不了枕头发黄的命运。

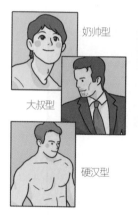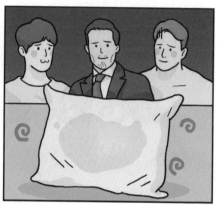

而且枕头的种类不同，呈现出的质感也不同。

白色枕套枕头，会由中间开始泛黄，呈现出烧焦的质感。

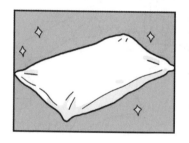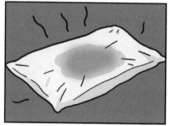

灰色简约冷淡风枕套枕头，会被蒙上一层油润的黑影，犹如用久了的被猪油浸润的案板。

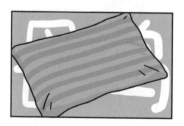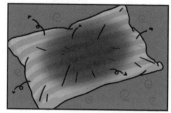

而乳胶枕，则会因表面凹凸不平而变成——

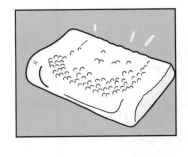
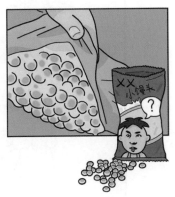

除此之外，如果你仔细观察，还会发现，遭殃的不仅是枕头，还包括——

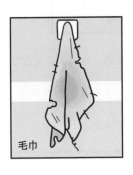

毛巾

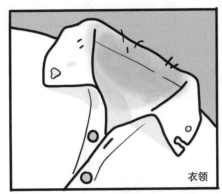

衣领

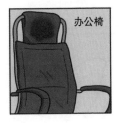

办公椅

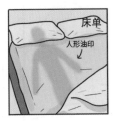

床单

人形油印

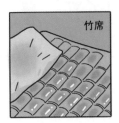

竹席

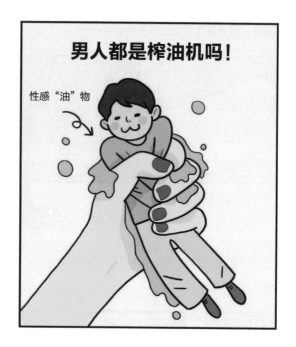

最令人不解的是，有些男人明明头洗得很勤，可枕头还是改变不了发黄的命运。

这到底是怎么回事呢？

原来，除了头发，脖子和面部的皮肤也会接触枕头。

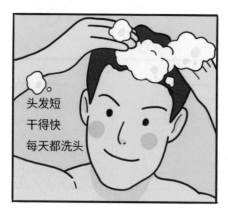

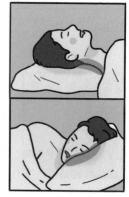

枕头之所以会发黄，主要和这些部位的皮肤分泌物有关。

🔍 **皮脂** 我们的头面部和背部分布着大量的皮脂腺，它们分泌的皮脂能润滑皮肤、保温和锁水。

雄性激素可促使皮脂腺膨大，油脂分泌增多。

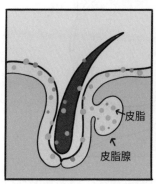

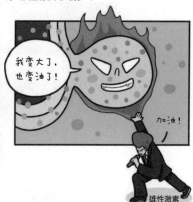

男人天生拥有较高的雄性激素水平，所以其总体皮脂分泌量比女性多。

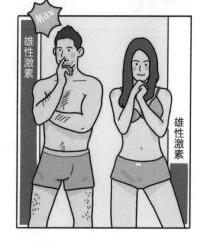

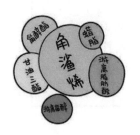

皮脂是一种淡黄色的液体，其中一些成分，如角鲨烯，是使枕头发黄的重要物质。

🔍汗液 汗液也能使枕头染色。当环境温度低于31℃的时候，我们通常看不到汗珠。但如果用显微镜观察的话，你会发现皮肤上几乎随时都有汗液渗出。

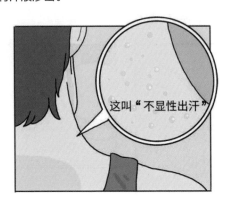

出汗有散热和滋润皮肤的作用。即使在睡觉时，我们的皮肤也一直有汗液分泌。汗液中的酸性成分会让枕头变黄。

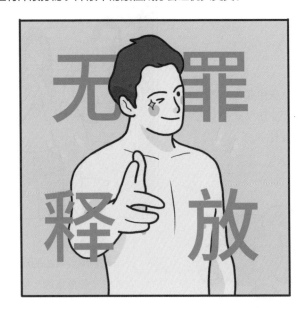

除了皮脂和汗液,有些男人的枕头上还可能存在一些"锦上添花"的东西。这样一来,枕头就更加"出色"了。

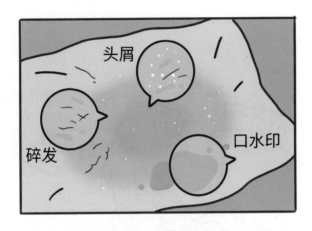

那么,终极问题来了:男人睡黄的枕头该怎么处理呢?

🔍 **男生版答案** 大兄弟!俗话说得好:"凡事都有两面性。"枕头也不例外。只要你今天枕正面、明天枕反面,枕头发黄的速度就会变慢一倍。

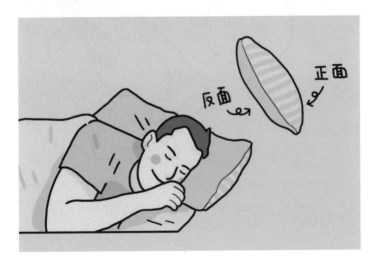

女生版答案 姐妹们！俗话说得好："冤有头，债有主。"男人的枕头睡黄了怎么办？当然是男人自己洗啦！

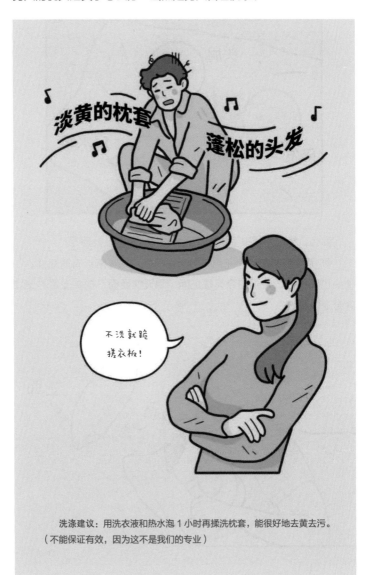

洗涤建议：用洗衣液和热水泡 1 小时再揉洗枕套，能很好地去黄去污。
（不能保证有效，因为这不是我们的专业）

男人的胸
到底有什么用？

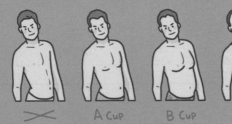

对于女生来说，胸总是和性感联系在一起。大胸丰满、小胸时尚，各有各的美。

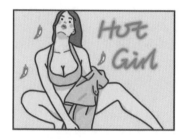 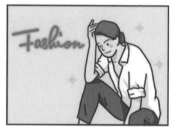

男生的胸就尴尬了，不仅没啥用，偶尔还会"激凸"。

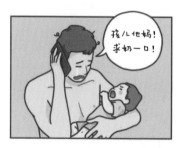 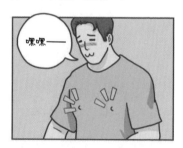

这让人不禁想问：男人的胸，到底有什么用？

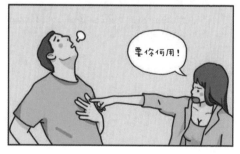

其实，胸是男人身上最性感的地方。它会参与撑、抱、靠等一系列"重要"动作，让女生脸红心跳。

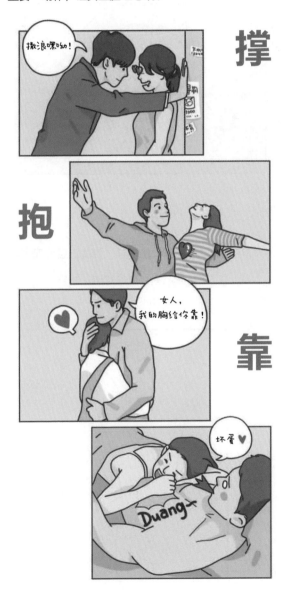

然而，每个男生都可能遇到一个令人尴尬的问题——

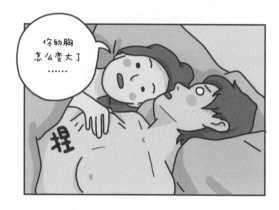

男生的胸是会发育的

早在我们还是个"小肉球"的时候，胸就已经出现了，只不过不是两个点，而是两条"乳线"。在这两条"乳线"上，可以长出很多对"胸"。

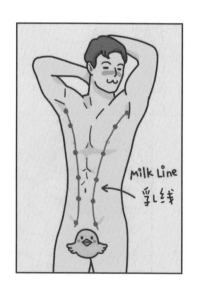

对于人类来说，长太多胸实在没啥用，所以留两个就够了。

男生和女生在出生的时候，胸的配置是一样的，并且都处于"沉睡"状态。

男生是大胸潜力股

每个男生都有一个大胸梦。

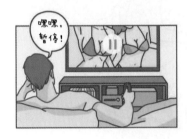 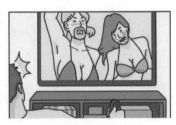

每个男生的胸，都在等待变成"大胸弟"的机会。

雄性激素减少，雌性激素增多，都会引起男生胸部发育。例如——

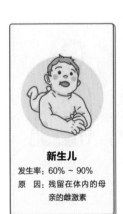

新生儿

发生率：60% ~ 90%

原　因：残留在体内的母
　　　　亲的雌激素

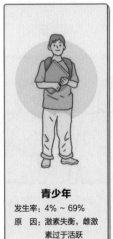

青少年

发生率：4% ~ 69%

原　因：激素失衡，雌激
　　　　素过于活跃

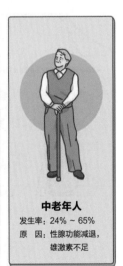

中老年人

发生率：24% ~ 65%

原　因：性腺功能减退，
　　　　雄激素不足

这类胸部发育通常是暂时的，随着性激素水平恢复正常，男生的胸又会平回去。

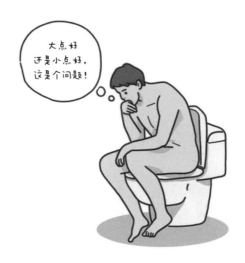

不过，人生的道路不会总是平坦，而是充满起伏。

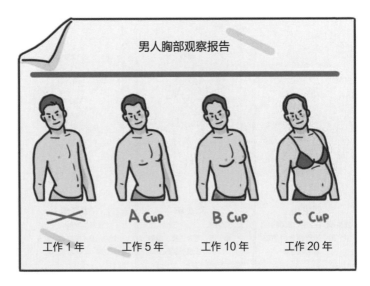

有些事情会在不知不觉中让男人的胸一点点大起来。

🔍 **饮酒** 肝脏是身体的代谢中心。饮酒是造成肝硬化的重要原因。肝硬化会导致男性雌激素水平升高,让胸发育成"大胸弟"。

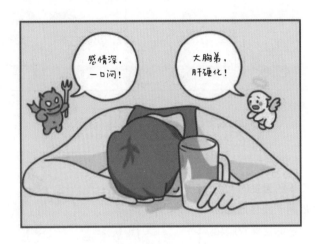

🔍 **长胖** 脂肪组织不仅能丰胸,还能将雄激素转化为雌激素。从 18 岁到 60 岁,在脂肪的不懈努力下,有些男性的胸围甚至会增长 40 厘米,成为"大胸弟 Plus"。

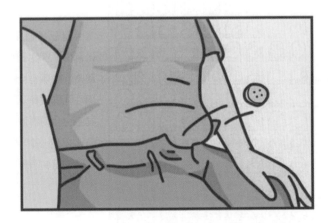

🔍其他　常吃夜宵、久坐、长期熬夜也会导致男性乳腺发育。

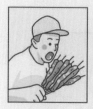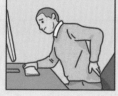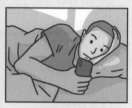

常吃夜宵　　　　久坐　　　　长期熬夜

大多数男生的乳腺发育都属于良性增生，主要影响的是穿衣服和找对象。

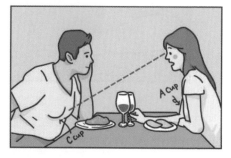

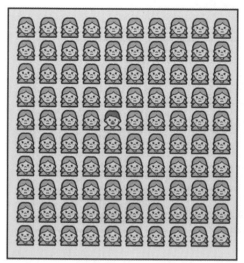

但千万别因此放松警惕，因为药物、睾丸疾病等也会造成男性乳腺发育。而且，男生也会得乳腺癌！

大约100个乳腺癌患者中有一个是男性。

　　家族遗传和肥胖是男生患乳腺癌的高危因素。如果出现单侧乳房增大，那就要当心了。

　　男生的胸也需要关爱!

后 记

　　总说男生喜欢大胸，其实女生也喜欢大胸。

　　但不是这样的——

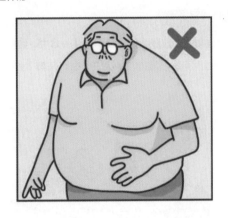

　　而是这样的——

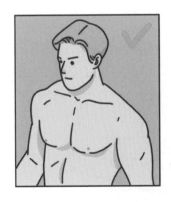

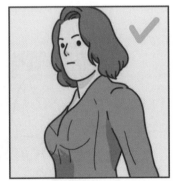

美胸宝典

这样美好的胸部，少不了一个默默无闻的支持者——胸肌。胸肌不仅能从视觉上增大胸部，还可以抵抗脂肪带来的危害。无论是男生还是女生，胸肌好了才是真的好！

下面四个练习，对于胸部塑形很有用，而且姑娘、小伙都能练。每天睡前动一动，拥有美胸不是梦！

练习 1 我爱读书

平躺在瑜伽垫上，双腿微屈。双手夹住一本书，缓慢把书向上推，然后再慢慢收回。本练习 8～12 次为一组，共做 3 组。

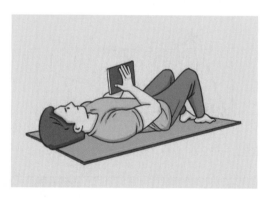

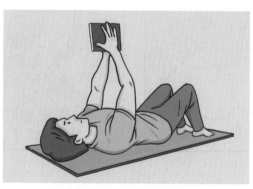

练习2 扶我起来

侧躺在瑜伽垫上，双腿蜷缩。下侧手摸对侧肩，上侧手支撑起上半身，稍作停顿后回到起始姿势。本练习8～12次为一组，共做3组。

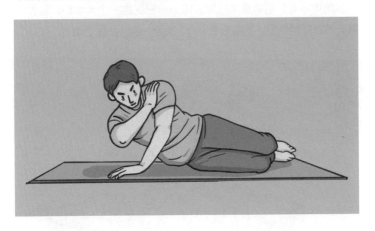

练习3 我爱喝水

平躺在瑜伽垫上，后背收紧，两腿微屈。两手各拿一瓶水置于胸前，手臂后侧和胸部同时发力，缓慢推起水瓶，然后再慢慢收回。本练习8～12次为一组，共做3组。

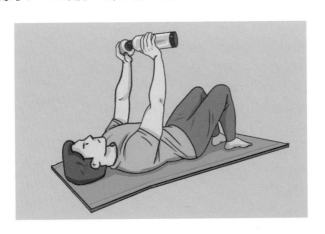

练习 4 抱个大水桶

平躺在瑜伽垫上，后背收紧，两腿微屈，两手各拿一瓶水，手臂水平伸直，置于身体两侧。让手臂缓慢向上、向内收，注意保持肘部角度不变。到达最高处时，想象自己在抱一个大水桶，稍作停顿后回到起始姿势。本练习 8 ~ 12 次为一组，共做 3 组。

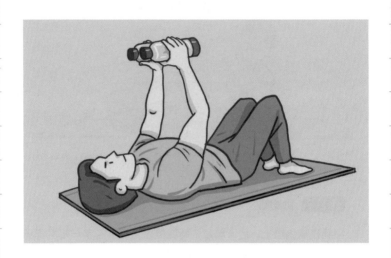

憋住的尿
都去哪儿了？

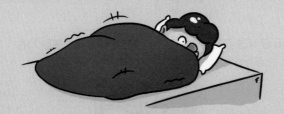

想必每个人都有过憋尿的经历。

有的是在课堂上被老师的威严"吓退"的,有的是在温暖的被窝中被冬季的严寒"封印"的。

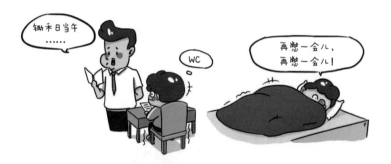

估计还有很多是被一场无法暂停的对战游戏"压制"的。

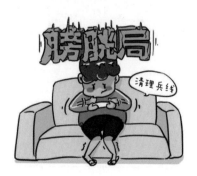

　　憋尿时常光临我们的生活，但它总能悄悄地离开，"挥一挥衣袖，不带走一片云彩"，所以很多人憋着憋着就习惯了。

　　殊不知，这种看似平常的"小事"，却隐藏着巨大的健康危害。

我们的肾脏会不断过滤血液中的废物而产生尿液，尿液随两根输尿管往下走，进入膀胱。

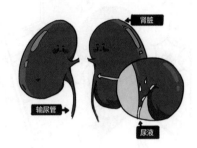

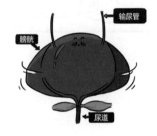

膀胱像个有弹性的大水袋，起着蓄积尿液的作用。

膀胱的下方连接着尿道，这里有尿道括约肌把守。大部分时候，尿道是被严密封锁的，只有"嘘嘘"时才会开闸放水。

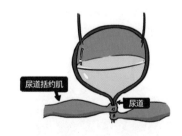

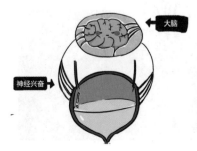

一般情况下，当膀胱里的尿液量达到 150 毫升以上时，人才会有尿意。此时，膀胱壁上的压力感受器会兴奋，继而通过神经将信号传入大脑，请求开闸放水。

当一切准备就绪，大脑会发出指令："开闸，走你！"此时，尿道括约肌舒张，膀胱收缩，膀胱内压力增大，尿液因此被排出体外。

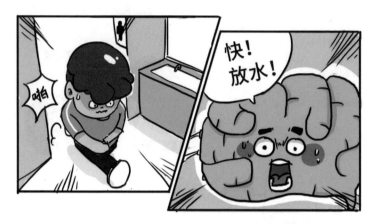

憋尿时，大脑会阻止尿道括约肌开放，结果尿液越积越多，膀胱像气球一样被积存的尿液撑大。

如果尿液量达到一定的程度，而你却依旧用意志死守的话，膀胱会因张力过大而产生憋胀感，那感觉就像雪姨拍门的巴掌，"啪啪啪"地拍在你的膀胱上。

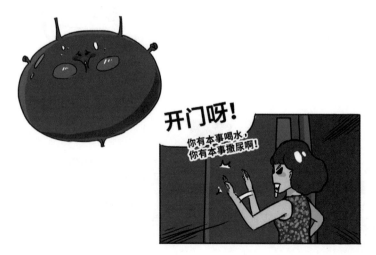

无论意志多么强大的人，面对这种情况，最终都会缴械投降：大脑会死机，闸门会开放，一股温暖的洪流不顾世俗的眼光和内裤的恐惧，喷薄而出，一泻千里。此乃"充溢性尿失禁"。

看到这里，有人就说了：憋住的尿，最后不还是尿出来了吗？

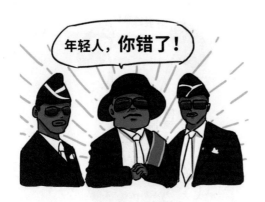

憋住的尿，是有可能去别处的。而且，长期憋尿，后果很严重！

🔍 **膀胱失去弹性，尿液长期滞留** 膀胱是个"能屈能伸"的弹性器官。如果长期处于被撑大的状态，膀胱会失去弹性，这会让膀胱在排尿时收缩无力，导致尿液无法排净，总有一些留在膀胱中。这就是所谓的"尿潴留"。

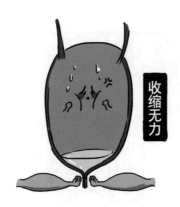

🔍尿被"憋回"肾里，破坏肾功能　憋尿过程中，膀胱会逐渐被撑满。此时，尿液就无法挤进膀胱了，而是堵在上游的肾脏和输尿管中。这会破坏单向流动机制，让尿液回流入肾脏，造成肾积水，甚至破坏肾功能。

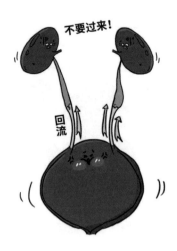

🔍细菌入侵，造成尿路感染　相对于男性，女性的尿道又短又宽，所以很容易受到细菌侵袭。排尿可以冲刷尿道，减少尿路感染的可能。如果你（尤其是女性）经常憋尿，就会给细菌以机会，增加尿路感染的发生风险。

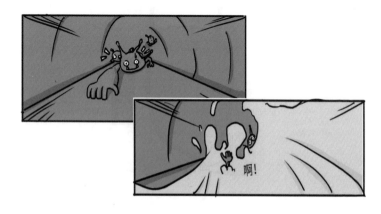

不过，偶尔憋一次也不用太过担心，我们的机体没有那么脆弱。怕就怕长期憋尿，不知不觉养成习惯。所以，能不憋，就不憋吧！

如果在一些特殊场合，预感自己可能会憋尿，比如开会、考试、看电影时，不妨提前上好厕所，并事先少喝水。

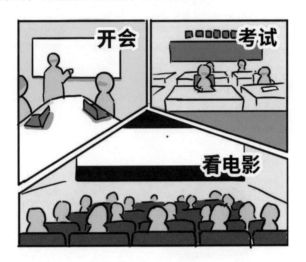

最后总结一下：放水要及时，没事别憋尿；憋尿一时爽，膀胱火葬场。

感觉一下，现在有没有尿。要是有，快去"嘘嘘"吧！

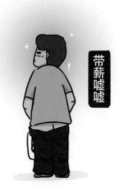

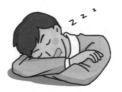

为什么男人爱打呼噜，还打得那么响？

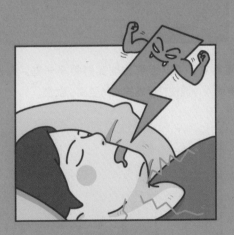

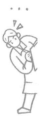

很多已婚女性都有过这样的经历——睡觉时被另一半的呼噜声吵到崩溃。

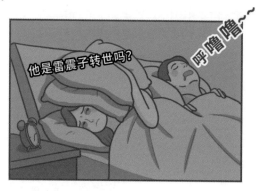

打呼噜男女都有，但男性确实打得多一些。有数据表明，30 ~ 60 岁的人，男性打呼噜的比例要高于女性。

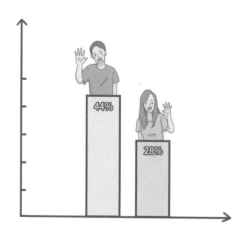

如果不巧，你的另一半特别爱打呼噜，那你的生活肯定充满环绕立体声……

无论什么时间，无论什么地点，男人们都能——

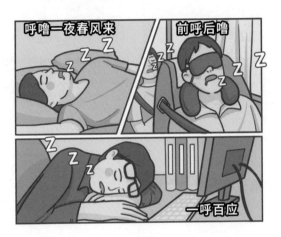

更让人崩溃的是，男人们打呼噜的声音真的非常丰富，但都不悦耳。

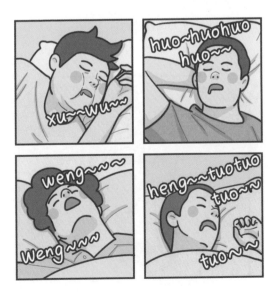

好在男人们往往很善解人意，你可以把打呼噜的他们叫醒。但是，2.15 秒后……

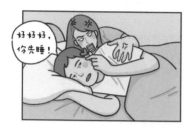
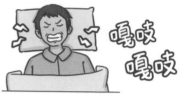

一般人们理解的爱打呼噜，可以拆解为两个方面：一是容易打呼噜，二是打呼噜声音大。

男人们好像在这两个方面都特别有"建树"！

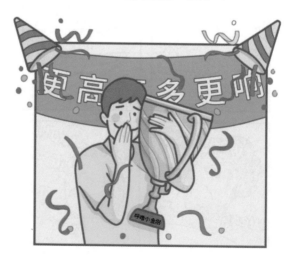

男人为什么爱打呼噜？

要弄明白这个问题，得先知道呼噜声是怎么产生的。

正常情况下，呼吸道是畅通的，所以不会发出"噪声"。

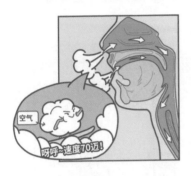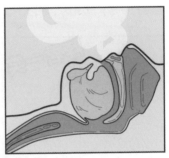

但在一些情况下，呼吸道会变得狭窄、不畅通。这时候，呼吸的气流会造成呼吸道局部软组织振动。大家都知道，振动会产生声音。所以，就有了呼噜声。

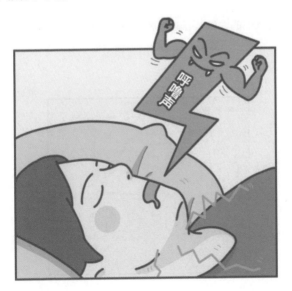

　　那么，问题来了：男人们打呼噜更频繁，是因为他们的呼吸道更容易变狭窄吗？

　　没错，是这样的。

　　🔍**男人的呼吸道周围更容易堆积脂肪**　男人们的躯干和脖子是脂肪容易堆积的地方，这会导致呼吸道的压力增加。之所以胖子更容易打呼噜，就是这个原因。

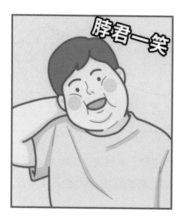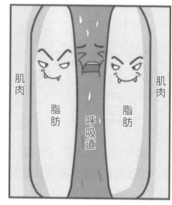

　　🔍**男人们的性激素可能对呼吸道有不利影响**　研究发现，男性的主要性激素——睾酮，会让呼吸道更容易塌陷，而且可能引起呼吸不稳定。

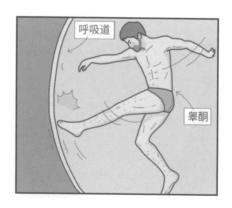

而女性的主要性激素——孕激素和雌激素，却能稳定呼吸，降低呼吸道受阻风险。也正因为如此，进入更年期后，因为性激素水平的降低，女性们打呼噜的可能性会大大增加。

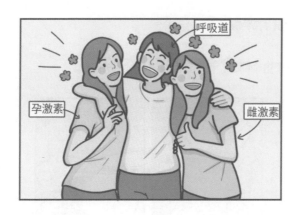

🔍男人们更爱抽烟喝酒　流行病学调查显示，吸烟者打呼噜的概率是不吸烟者的 2 倍以上。实验研究发现，饮酒会增加睡眠时呼吸道闭塞的频率，而且会延长呼吸道闭塞的持续时间。这可能与酒精会使口咽肌肌张力下降有关。

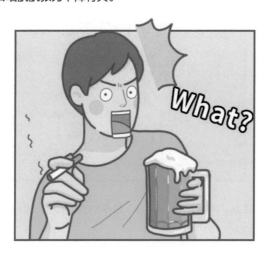

抽烟、喝酒都会增加打呼噜的发生风险。2016 年的数据显示，我国男性的饮酒率是女性的 3 倍。2018 年的数据显示，我国 15 岁（含）以上的人群中，男性的吸烟率是女性的 25 倍。

男人打呼噜为什么更响?

关于这个问题，目前还没有进行过相关研究。

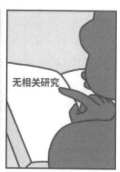

但有一种可能，那就是男性的肺活量通常比较大，因此，通过呼吸道的气流也较大。所以，男人们打呼噜一般比较响。

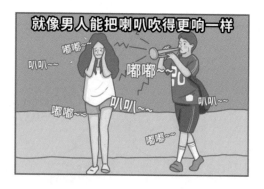

这样看来，男人们爱打呼噜，也不能全怪他们，因为有些原因是先天性的。

如何解决男人们打呼噜的问题？

🔍 **让他们减肥**　运动，控制饮食，减掉脂肪，这样不仅能够减轻对呼吸道的压迫，还可以收获一枚帅哥。

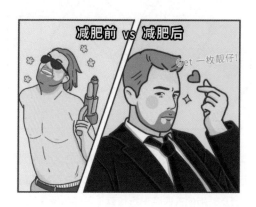

🔍 **让他们戒掉烟酒**　戒掉烟酒，不仅可以减少打鼾，对心脏和肝脏的健康也很有好处。

为什么要吸烟，"吸"猫不好吗？

为什么要喝酒，喝牛奶不好吗？

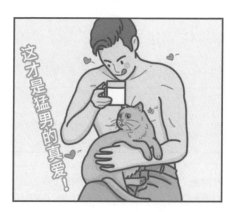

🔍 让他们侧卧着睡觉　有证据表明，相对于仰卧，侧卧可以减小呼吸阻力。另外，侧卧还有一个好处，那就是——

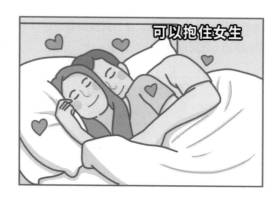

需要提醒各位的是，如果你身边打呼噜的人会突然惊醒，或者有时像停止了呼吸，或者出现白天精神差、总是打瞌睡、记忆力下降等情况，请及时带他去医院进行检查（可能需要在医院睡一觉），以明确具体的原因。

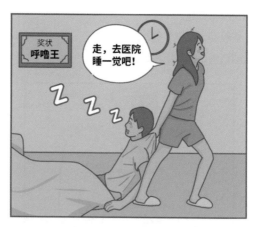

　　说明：男生爱打呼噜，不等于所有的男生都爱打呼噜，也不是说女生都不打呼噜。本文只是说明男女生理差异及生活习惯差异对打呼噜的影响。现实生活中存在个体差异。

女生为什么那么容易肿？

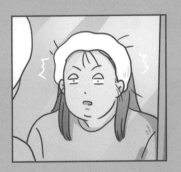

很多女生早上起床的时候都会遇到这样的情况：睁开眼睛时，感受到了一点阻力。

于是心中不禁一动，感觉大事不妙，赶紧爬起来照镜子。果然，脸又肿了！

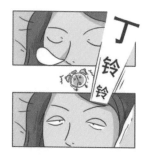
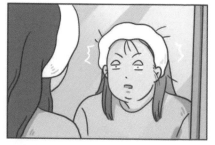

肿脸前和肿脸后，看起来就像修过图。（我不是，我没有，我什么都没说。）

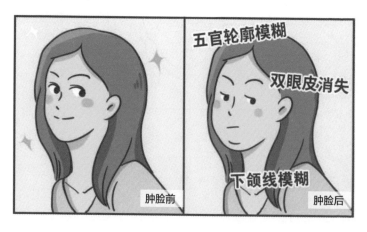

关于为什么会肿，民间流传最广的说法是喝水喝多了或者吃饭吃咸了。

其实，关于这件事，医学界目前还没有定论。

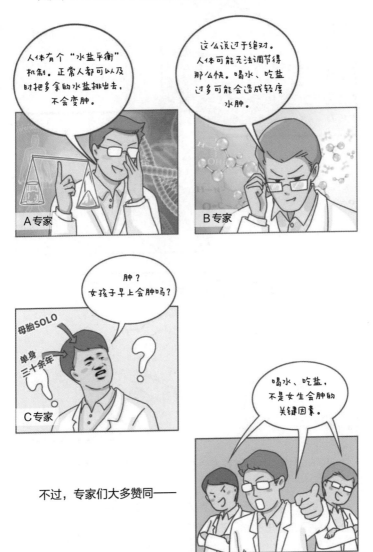

不过，专家们大多赞同——

不知你有没有想过，为什么有的人（比方说男人）不论晚上怎么作都不会肿？

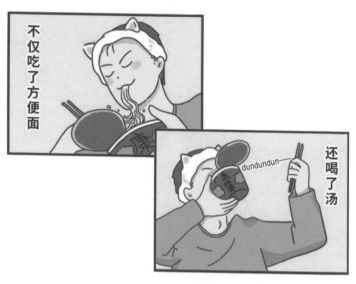

还有，为什么脸肿往往发生在早上，而不在喝水或者吃饭之后？

要搞明白这些问题，得先弄清楚水肿是怎么一回事。

水肿是血管里的水"不老实"导致的。所谓"水肿"，其实就是水从血管里跑到了血管外，使得皮下组织中的水变多了。

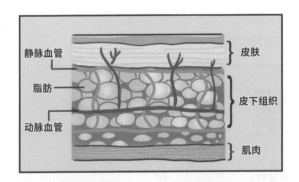

皮下组织夹在皮肤和肌肉之间，其最主要的成分是脂肪和结缔组织，看起来就像有很多孔的蜂窝。

皮下组织越松软，就越容易给水分以可乘之机。

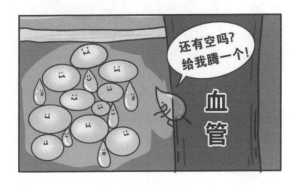

一般情况下，皮下组织的含水量是稳定的。但是，当周围血液积聚太多时，血管里的压力就会变大，水分就会被"挤"到皮下组织里。

皮下组织像海绵一样，"吸"饱了水，撑起了皮肤。这时，从外表上看，就是肿了。

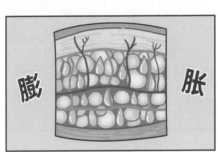

那么问题来了：为什么血液会积聚过多呢？

首先，对于健康人来说，一个主要原因是——

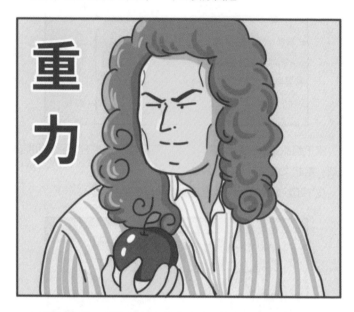

睡觉的时候，身体从直立状态变成了平躺，脸部的血液因受力的方向改变，向心脏回流的速度减慢，所以容易"囤"在脸盘上。

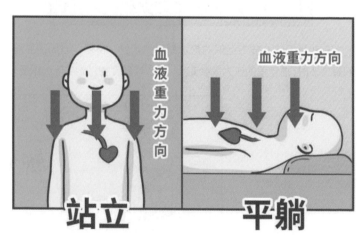

面部，尤其是眼睑的皮下组织非常疏松，所以此处容易在晨起时出现水肿。

不过，这种重力引起的面部水肿，在身体直立起来后很快就会消失。

但这还没结束，因为即使你站着，也可能发生水肿。

由于白天久坐、久站，血液受重力影响而过多地淤积在双腿，从而导致腿肿。

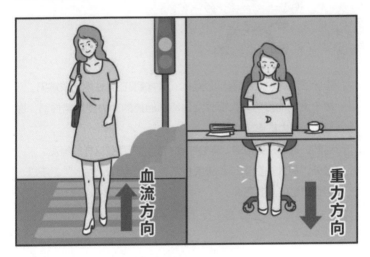

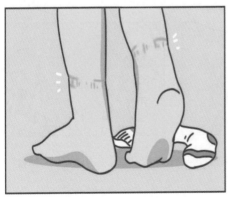

有的人晚上回家脱下袜子，小腿上甚至会有一圈勒痕。

到这里，早上脸肿、晚上腿肿的问题都解释得差不多了，然而……有些人，天生就容易肿。

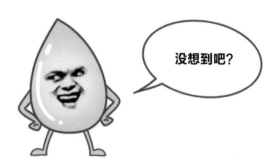

静脉回流弱的人容易出现水肿。这种情况在女性中比较常见。

由于激素的影响，大部分女性静脉回流的动力要比男性弱，血液容易受到重力的影响而淤积。

当然，这不是绝对的，男性中也有部分人存在这样的情况。

另外，前文提到，越疏松的皮下组织越容易"进水"。所以，皮下组织疏松的人容易肿。

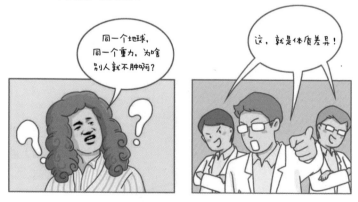

重点来了！早上起床脸爱肿的人，有没有什么办法可以"抢救"一下？

当然有！

肿脸"急救"小窍门

1. 冷敷

冷敷可以收缩局部血管，减少水分渗出。同时，收缩的血管对周边的皮下组织有一定的"拉紧"作用，这会让脸看起来不那么肿。

医生建议的冷敷方式，是用纱布或者湿纸巾包裹着冰块进行局部移动式敷贴，每次 2 ～ 5 分钟。

注意：千万不要在一个部位停留太久，否则可能造成冻伤。

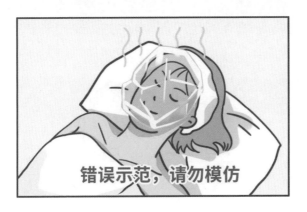

错误示范，请勿模仿

如果嫌麻烦，用在冰箱中冷藏过的面膜敷一敷，或者用浸过冷水的毛巾敷脸，也有一定的效果。

2. 按摩

适度的按摩，可以加快皮下组织中水分往血管中移动的速度。不过要注意的是，一定要轻柔地按摩。在水肿部位轻轻按压，千万不要用力过猛，不然会拉扯皮肤，造成伤害。

3. 喝咖啡

咖啡因是一种天然利尿剂，可以促进体内水分排出。早上来一杯咖啡，提神醒脑又消肿。

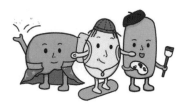

结扎后，
精子都去哪儿了？

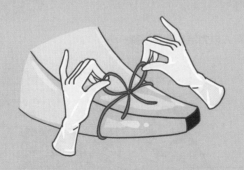

一提到"男性结扎"，很多男士可能会胯下一凉。

有人以为结扎是在"丁丁"上打个结，有人以为结扎后精液就没了，还有人以为结扎后就"不行了"——

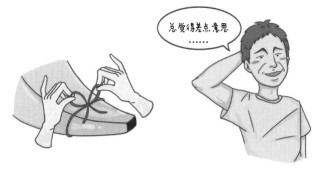

甚至有人以为结扎就是阉割……

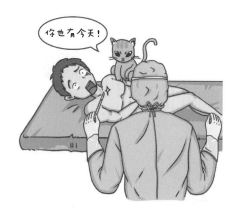

这反映出什么问题？

长期以来，我们对男性结扎这件事一无所知。

这个话题，要从男性的生殖系统说起。

众所周知，绝大部分男性都有两个睾丸，也就是俗称的"蛋蛋"。

蛋蛋是与生命诞生密切关联的地方。**在这里，每天都有数以亿计的精子产生。** 把主人的基因传递给下一代是精子与生俱来的使命。

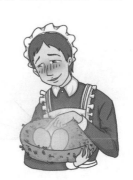

不过，蛋蛋中的"小蝌蚪"还没有成熟，它们需要转移到旁边的附睾中进行"训练"，然后才能完全"成精"，获得运动和受精的能力。

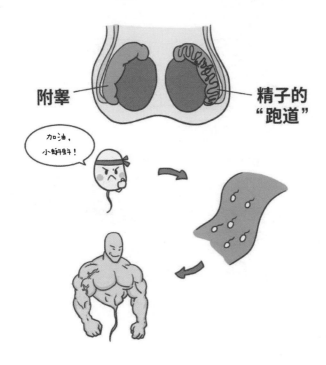

附睾

精子的"跑道"

加油，小蝌蚪！

这时的"小蝌蚪"已整装待发，只等那一声枪响。

它们等啊等啊，终于有一天，远方传来了冲刺的号角。

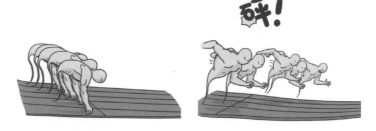

但让"小蝌蚪"们没想到的是，通往外界的跑道（输精管）很长，沿途还有精囊、前列腺、尿道球腺……每到一处，都有腺体分泌的大量"水军"加入队伍，"小蝌蚪"们被淹没在"水军"的汪洋大海中。

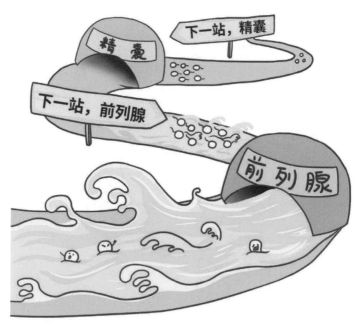

最终，它们被裹挟着离开了主人的身体。

但是，它们中的绝大多数都不能完成受精的使命，而是以五花八门的死法草草结束了自己的一生。

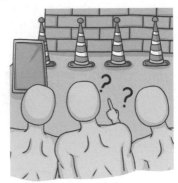

突然有一天，一群"小蝌蚪"刚冲出附睾，就发现跑道被堵住了。

它们只能在原地等啊等……被困住的"小蝌蚪"越来越多，大家都不知道发生了什么。

这时，一个形状奇怪的家伙——巨噬细胞缓缓而来。

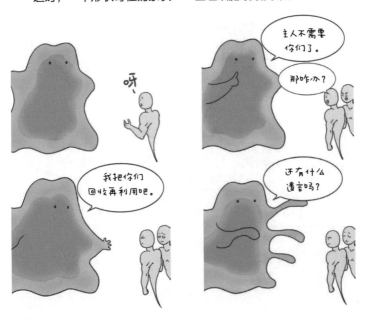

　　"小蝌蚪"们沉默良久，然后平静地摇摇头，说道：

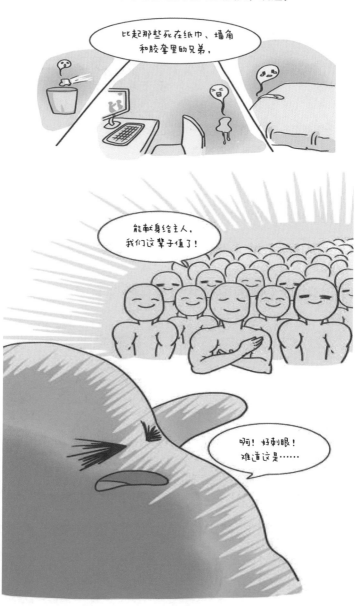

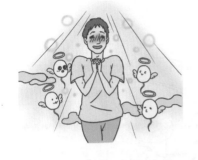

于是，"小蝌蚪"们被巨噬细胞分解，然后被血液吸收，实现了循环利用，与主人一起，走向生命的大和谐。

男性结扎手术的过程

❶ 医生会先触摸蛋蛋，找到滑动的输精管。

❷ 然后在皮肤上切一个长约 0.5 厘米的小口。

❸ 把输精管掏出来，剪去一小段。

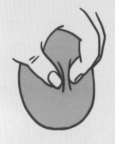

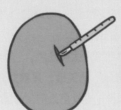

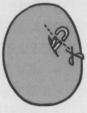

❹ 把两个断端扎起来。

❺ 把结扎后的输精管放回去，最后再贴一个创可贴就好啦！

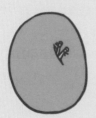

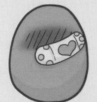

结扎后，"小蝌蚪"们的出路就被堵住了。

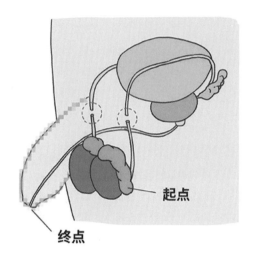

起点

终点

不过在精液中，精子和睾丸、附睾的分泌物总共只占5%～10%，剩下的都是其他腺体的分泌物。

这些精液成分仍然可以大展雄风。

另外，维持"雄风"的关键，是睾丸分泌的雄激素。结扎手术并不影响蛋蛋的功能，不会让男人们"一蹶不振"。

对于没有生育需求还怕麻烦的夫妻来说，男性结扎不失为一劳永逸又安全可靠的避孕方法。

相对而言，输精管结扎比输卵管结扎要简单、安全。

但再小的手术也是手术，是手术就有感染的风险。

因此，在做决定之前，要结合实际需求和伴侣双方的身体状况来考虑。

没有最好的避孕方式，只有最适合你们的避孕方式！

祝大家"性福"一生！

小知识

★输精管结扎后，睾丸分泌的液体成分会被附睾上皮细胞重新吸收，剩下精子积聚在附睾内，逐渐老化、死亡、分解，最后被吸收。即使没有结扎，未射出的精子也会经历这样的过程，这是正常现象，不必太心疼精子们。

★结扎术后初期，不能马上进行无保护性生活。一般要等到2个月后，或者至少排精20次以上，甚至精液化验证实没有精子以后，才能开始享受没有"隔膜"的爱。

★相对而言，输精管结扎比输卵管结扎更简单、安全。如果个别男性朋友在结扎后出现附睾淤积、硬块结节、慢性局部疼痛，要及时就医。选择正规医院进行手术，能最大限度地降低这些风险。

★研究表明，结扎对男性生殖器肿瘤，如前列腺癌和睾丸癌的发病率没有影响。

★结扎手术适合无生育需求的人。虽然可以做复通手术，且输精管比输卵管再通的成功率要高，但依然应做好手术不可逆的心理准备，慎重考虑后再做决定。

★结扎只能用来避孕，不能预防各种性传播疾病，该用安全套时还得用。

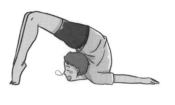

第二章

养生青年
续命指南

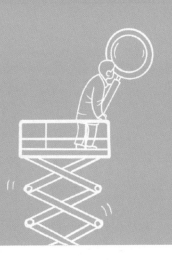

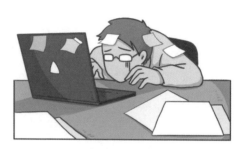

人还活着，
脖子没了！

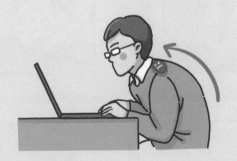

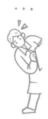

人的一天，总结下来，也就三个动作——

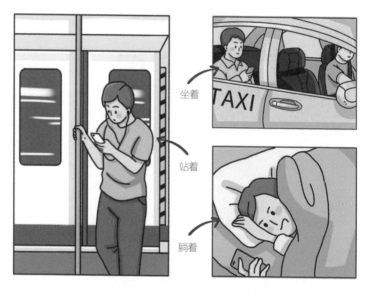

坐着

站着

躺着

参加工作后，很多人每天在椅子上坐着的时间将近 12 个小时。

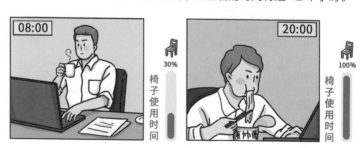

达尔文认为：物种是可变的，生物是进化的。于是，在和椅子"朝夕相畜"的时光里，人类进化出了全新的样子——"椅居形态"。

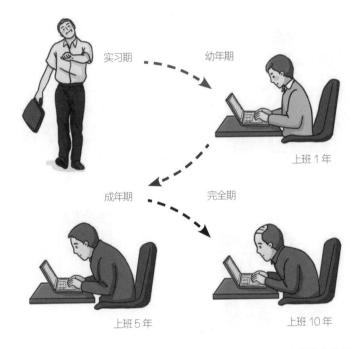

好好的人类，怎么就"驼"成这样了呢？！这要从"耸肩"这个动作说起。

肩膀是身体里最四通八达的地方。

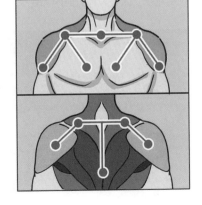

人类几乎所有的上肢活动都有肩膀的参与。

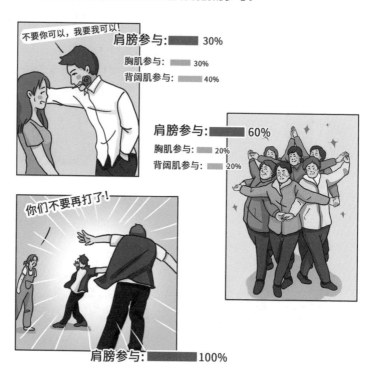

耸肩也因此同理。正常的耸肩并不会给肩膀造成问题，但倒霉就倒霉在，人类大部分时间都处在"被动耸肩"状态。

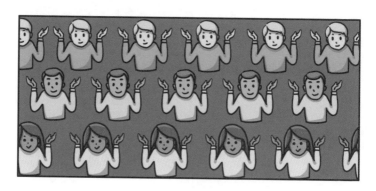

你以为你没耸，实际从生理结构、肌肉动作来说，你都在耸。

举个例子：办公的时候，工位过高、椅子过低，肩膀会耸。

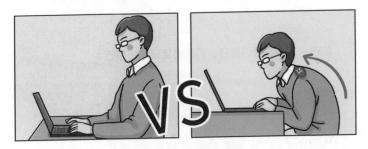

趴着刷剧的时候，身体放松，肩膀会耸。

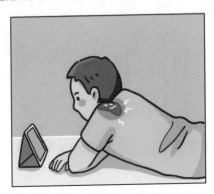

低头看手机的时候，脖子过度紧张，也会带着肩膀耸起来。

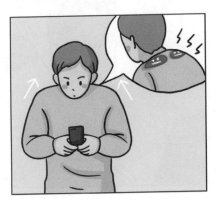

　　起初，被动耸肩只是让人感觉脖子僵僵的、肩膀酸酸的。

　　但是，随着时间的推移，被动耸肩会让人的身体形态逐渐发生变化。

阶段一：镜子里的自己，肩膀离耳朵越来越近。

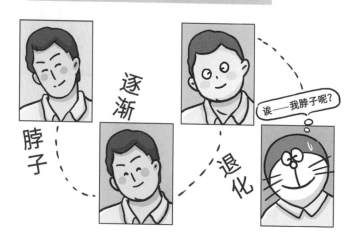

阶段二：前伸的脖子，让你偶尔在办公室的窗边，隐约窥到诡异的倒影。

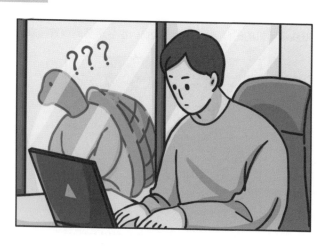

阶段三：驼背拉低身高，让人越活越抽抽。

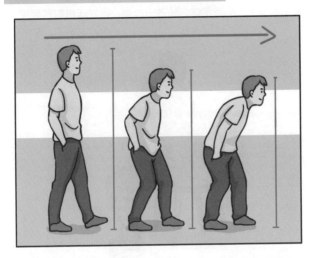

但这一切还只是表面现象。被动耸肩会让骨头失去灵活性！

人的身体由三个齿轮环环相扣，分别对应颈椎、胸椎、腰椎。长时间被动耸肩，会让胸椎的齿轮停止转动，甚至倒着转。时间久了，不仅体态难看，腰疼、肩疼、脖子疼都会找上门来。

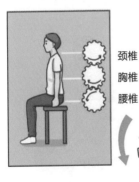

颈椎
胸椎
腰椎

胸椎齿轮

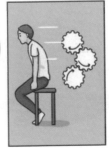

颈椎
胸椎
腰椎

现在你可以做一个测试，来看看自己的"胸椎齿轮"怎么样了。
坐在椅子上，挺直身体。转动上半身，用左手摸右侧屁股。

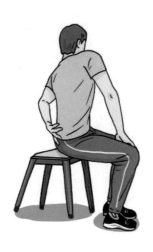

如果你的上半身很难转动，只能用肩膀或者手臂发力来摸屁股；或者转到一半的时候，后背跟腰感觉非常疼痛、僵硬，这都说明你的被动耸肩已经非常严重了，要赶紧重视起来！

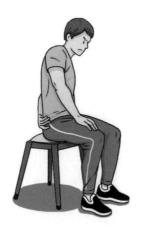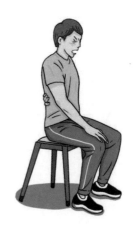

"社畜青年"自救指南

1. 保持正确坐姿

上身坐直，双肘弯曲，前臂自然置于桌上。颈部肌肉处于放松状态，臀部坐实椅子，双脚踩实地面，膝关节成 90°。

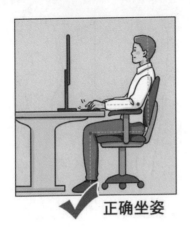

正确坐姿

千万不要这样坐——

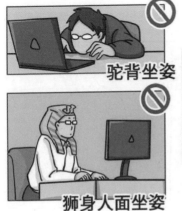

驼背坐姿

狮身人面坐姿

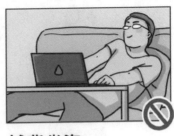

摊背坐姿

2. 注意日常姿态

好看的体态是下图左侧的样子——脚踝、膝盖、屁股、肩、耳垂在一条直线上。但是，因为没有良好的身体控制能力，大部分人经常处于下图右侧驼背的状态。

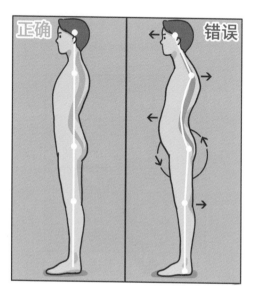

我们可以尝试使用"直臂外旋"这一技巧来维持一个好看的形态：先将手臂完全伸直，然后向外拧转肘窝，再用力将整条手臂靠近身体。

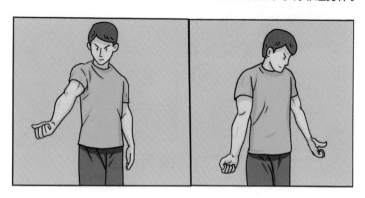

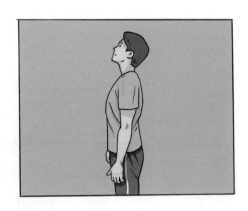

从侧面看，你的后背因为"直臂外旋"这个动作而完全收紧，整个人非常直挺、有气质。

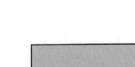

3. 睡前放松拉伸

两个超简单拉伸动作，精准放松"胸椎齿轮"。睡前练一练，身体改变看得见。

练习1 猫咪吐气弓背

跪在瑜伽垫上，双手触地，如下图所示。吐气，并像猫一样拱起上半身，感受后背的拉伸感 5 ~ 6 秒，然后回到起始姿势。重复练习 8 ~ 12 次。

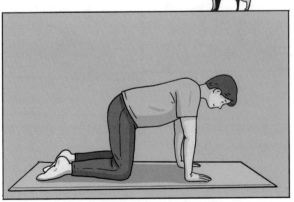

这里特意给各位一个吐气特写——在吐气的时候向上弓背。

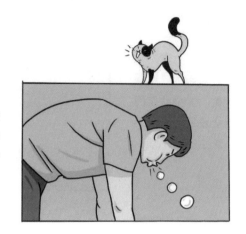

[练习2] 妩媚转体

首先非常妩媚地侧躺在瑜伽垫上，保持手肘、肩膀在一条垂线上。转动整个上半身，视线跟着手臂一起往上看，在动作最顶端给自己点个赞。左右交替转体 15～20 次，可以帮你清除一天的疲劳。

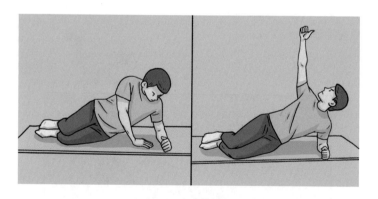

其实保持体态最简单的方法，就是拥有良好的生活习惯。第一步：坐直了。第二步：多动动。

千万不要在椅子上"坐以待毙"啊！

工作使人胖，
越努力越容易胖！

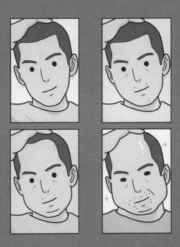

当代年轻人，随着年龄的增长，生活中会遇到很多困难，例如——

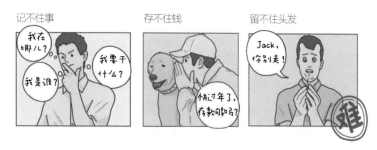

如果要问，生活中有什么是容易的吗？还真有一个，那就是容易长胖。

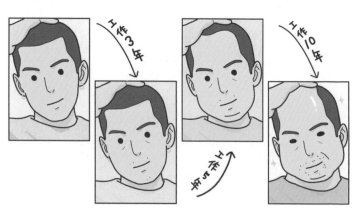

职场发胖原因之一：久坐不动

进入职场后，很多人的运动量就像他们脑袋上的头发一样，说没就没了。每天仅有的运动量，基本上靠抖腿和上厕所。

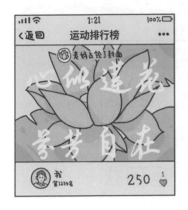
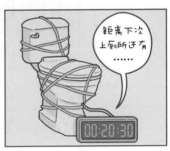

坐久了，不仅容易屁股疼，还可能导致腰疼、背疼、脖子疼，甚至和肥胖、心脏病等"内伤"有关。

建议大家每90分钟就站起来走走。然而，现实情况是，会一开一上午，方案一改到凌晨。忙起来，连上厕所都嫌远。

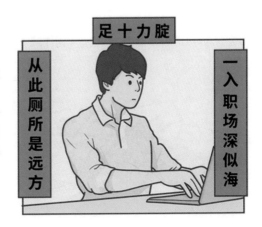

职场发胖原因之二：经常加班

好不容易抽时间办了张健身卡，但加班说来就来，和教练相见的第一面，很可能就成了"永别"。

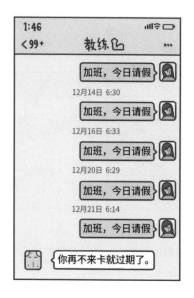

加班最直接的危害是"压力山大"。为了应对压力，我们的身体会分泌肾上腺皮质激素，但它有个副作用——想吃。

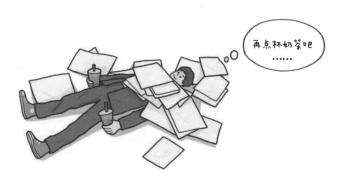

职场人的工位上，基本都能找出点儿零食来。

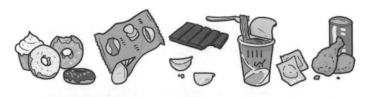

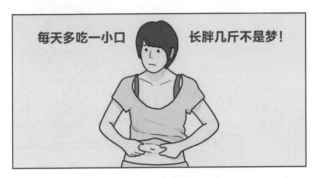

熬夜加班会让你胖上加胖。熬夜造成的睡眠不足，一方面会消耗宝贵的肌肉，让人越来越"难瘦"；另一方面，它会引起控制食欲的激素水平波动，如胃饥饿素和瘦素。这会让人胃口大开，而且特别喜欢高油、高糖的东西。"996"和"007"确实有回报，但可能不是工资，而是体重。

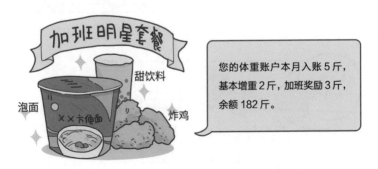

人越来越胖，钱包却日渐消瘦，因为工资都拿去买了夜宵。

职场发胖原因之三：聚餐多

职场也是社交场，只有团队关系和谐，才能共同向目标迈进。但那就少不了一件重要的事——吃东西。

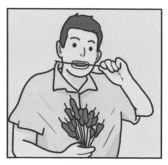

业绩搞得好，来顿小烧烤。

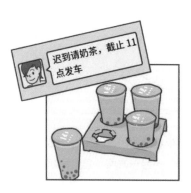

工作小 bug，发辆奶茶车。

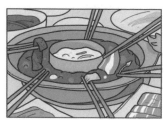

团建不知去哪儿玩，火锅店里组个团。

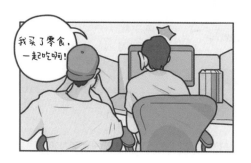

最痛苦的快乐，是无数个下定决心要减肥的瞬间，都输给了同事。

职场发胖原因之四：酒局不断

酒桌是办公室外的隐形职场，每一口饭、每一杯酒，不是享受美食，而是另一种形式的加班。

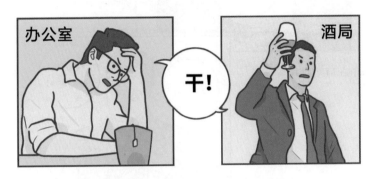

长胖的根本原因，是吃进去的热量比消耗的热量多。

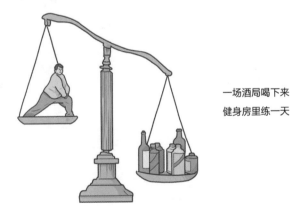

一场酒局喝下来
健身房里练一天

而且几杯酒下肚，不仅伤肝，还会"上头"，最直接的表现就是管不住嘴。

酒精还会欺骗大脑，让人产生"我饿了"的错觉，让你吃得心安理得。

整场酒局下来，基本就是两个状态，反正嘴就没闲着。

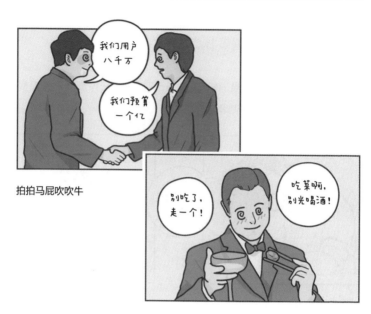

拍拍马屁吹吹牛

吃点花生夹块肉

应酬一场接一场，只见肚子噌噌长。出来吃，总是要胖的！随着时间一年年过去，当年的职场小"菜鸟"，逐渐到了"双喜临门"的年纪。

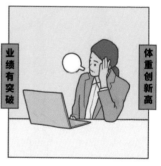

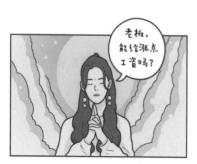

但职场人从不"骄傲"，毕竟所有的"成绩"都属于过去，新年要有新希望。

自救指南

在这里，给还有减肥斗志的职场精英推荐一个超级燃脂的运动——波比跳（Burpee）。每天 10 分钟，减肥不是梦！

简易波比跳

自然站直。俯身，双手触地，同时双脚跳向后方。大腿发力，腹部绷紧，原地蹦回来。

重复 N 次。动作过程中不要塌腰。

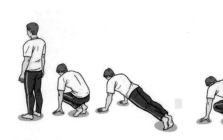

升级波比跳

在简易版的基础上，俯身的时候多加一个开合脚。这虽然是个小小的变化，但对于核心的塑造简直"鹅妹子嘤"（amazing）哦！

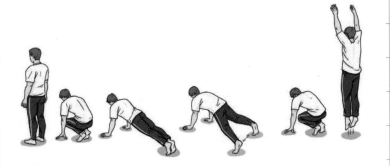

魔鬼波比跳

燃脂终极版，看着都累得想出汗。

在波比跳之后，马上接上高抬腿，重复5次，抬得越高越快越好！然后继续波比跳。

短短20秒就能浑身发热、心率飙升。

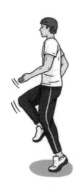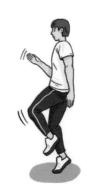

10 分钟燃脂计划

★ 自己定一个跳跃次数，例如10次。

★ 手机设定10分钟倒计时，以1分钟为一个循环。在每1分钟内完成规定的动作次数，剩下的时间进行休息。举个例子，在1分钟完成10个波比跳，如20秒就做完了，剩下的40秒就可以休息一下（跳得越慢，休息的时间越短）。

★ 下个1分钟里，继续"跳－休息"的循环。

★ 10分钟坚持下来，你就能完成100个波比跳。

注意：不要一上来就挑战魔鬼波比跳啊！

肝脏功能强大，
而很多人对它
一无所知！

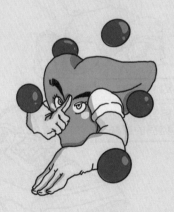

肝脏拥有 500 多种功能，在维持人体正常生理活动中扮演着非常重要的角色。

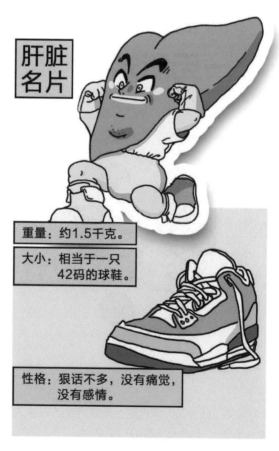

肝脏名片

重量：约1.5千克。

大小：相当于一只42码的球鞋。

性格：狠话不多，没有痛觉，没有感情。

但是，人们却总在用各种方式伤害它。

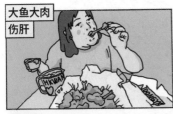

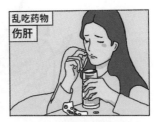

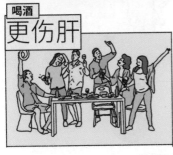

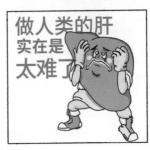

肝脏的功能如此强大，主要得益于它的三大"神技"。

潜能巨大 肝脏每天需要进行几百种化学反应，而且 7×24 小时无休。如此高负荷的工作，**肝脏只需使用 25% 的潜能就足以应对**，其实力真是不可小觑。

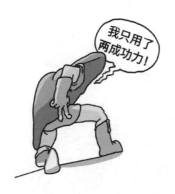

超强再生 肝脏是人体内唯一能够再生的器官。健康的肝脏，即使被切除 2/3，也能长回原来的模样。

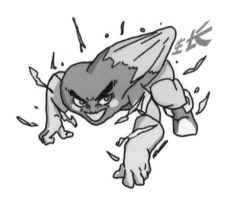

🔍**解毒高手** 肝脏是解毒高手，无论是来自体内的还是来自体外的"毒物"，它基本上都能一一化解。

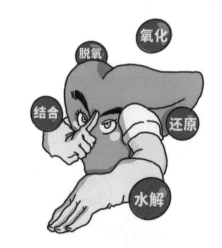

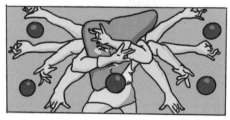

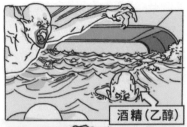

酒这种"毒物"当然也不例外，仅需两步，肝脏就能把酒精（乙醇）化解为对人畜无害的乙酸。

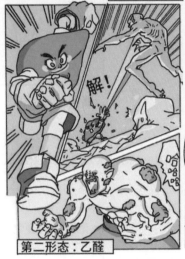

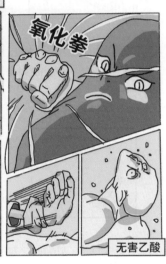

既然如此，那为什么喝酒还会伤肝呢？因为肝脏的功能再强大也架不住酒多啊！开心的时候喝，应酬的时候喝，痛苦的时候喝……

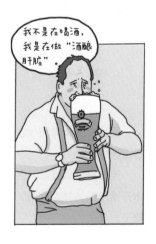

但是，长期或者大量饮酒，会使肝脏不堪重负，逐渐垮掉。

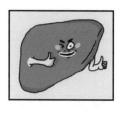

酒精性肝损伤的第一个阶段，肝脏中会堆积
大量的脂肪，使其变得肿大而油腻。

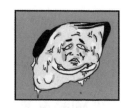

酒精性脂肪肝

酒精性肝炎

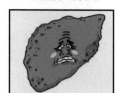

接着，肝脏会被免疫系统攻击，出现慢性炎症。

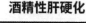

酒精性肝硬化

在这个阶段，肝细胞会大量死亡。
如果肝细胞的再生速度赶不上肝细胞的
死亡速度，它就会逐渐"长"出一些纤维
组织来填补"伤口"。但这些纤维组织除
了会使肝脏变硬外毫无用处，于是肝脏开
始进入硬化阶段。

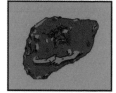

因为肝脏具有巨大的潜能，所以在肝硬化初期，人们一般不会
感到什么异常。

但如果继续饮酒，肝脏就会进入透支状态，无法正常运转，身
体开始出现异样。此时，肝脏可能已经完全硬化，或者存在功能衰
竭了。

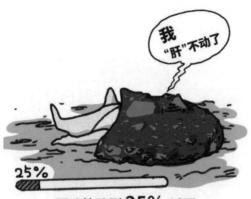

肝功能降到 **25%** 以下

随之而来的，是令人恐惧的后果。

🔍门静脉高压　正常情况下，大部分来自消化道的血液会通过门静脉进入肝脏中处理。但肝硬化后，这些血液难以进入肝脏，从而导致门静脉压力升高。血液因而涌向四周的小血管，这些小血管极易发生破裂，造成出血。

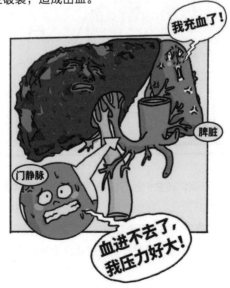

🔍**黄疸**　肝脏功能丧失，不能摄取血液中的非结合胆红素，从而导致非结合胆红素在血液中浓度增高，使皮肤和眼珠黄染。

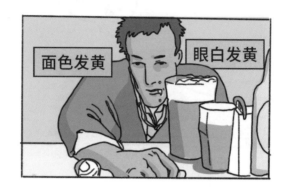

🔍**肝性脑病**　肝脏功能丧失，大量有毒物质积存于血液中。原本与尿液一起排出的氨，随血液循环进入大脑，从而导致大脑氨中毒。

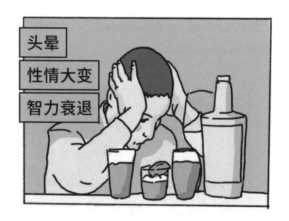

除此之外，肝硬化还会引起肝肾综合征、肝癌、肝腹水、腹膜炎等。

想治好晚期肝硬化，目前来看，唯一的办法就是肝移植。我们为酒注入文化和情感，我们用酒勾兑生活。我们太懂酒，却不懂肝！希望大家能够了解肝脏、爱护肝脏，别让这个功能强大的器官被酒"淹"死！

有的人活着，
膝盖却先"死"了！

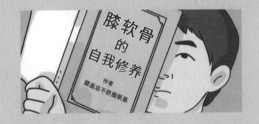

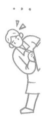

　　膝关节不好的人，现在越来越多了。据统计，目前我国人口的骨关节炎患病率超过了 10%。

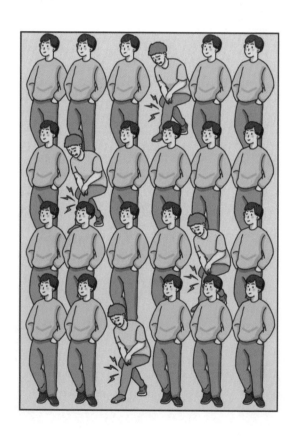

好好的膝关节，怎么说坏就坏了呢？这还要从膝关节软骨说起……刚出生的婴儿是没有完整的膝关节软骨的，随着时间的推移，膝关节软骨慢慢发育，最终成为"完全体"。

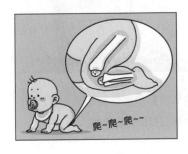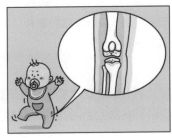

膝关节软骨作为膝关节的"中流砥柱"，主要功能是**缓冲压力和减少摩擦**。

长期负重和频繁摩擦，使得膝关节软骨逐渐被磨损。

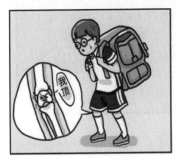

负重

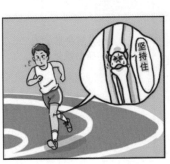

跑步

上楼梯

如果我们把人一生中膝关节软骨的量绘制成一条曲线的话，那么，这条曲线看起来就跟低开低走的股票 K 线图差不多。

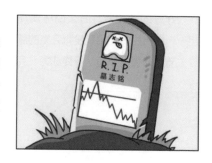

为什么会这样呢？因为膝关节软骨很容易被磨损。走、跑、跳……日常生活中的很多动作都会导致膝关节软骨磨损。

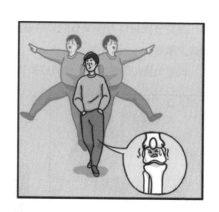

站立和走路时，膝关节软骨承受的压力是体重的 1~2 倍

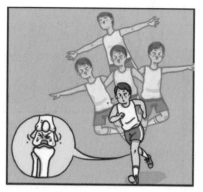

跑步时，膝关节软骨承受的压力是体重的 3~4 倍

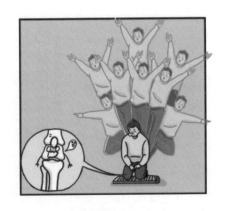

跪着时，膝关节软骨承受的压力是体重的8倍

一句话总结，就是"用得越多，磨损得越快"。

很多人的膝关节软骨在"出厂"时的使用寿命是很充足的。但一些因素会让膝关节软骨被过早、过快地消耗殆尽。常见的可导致膝关节软骨加速磨损的因素有以下几点。

肥胖
体重每增加1千克，走路时，膝关节承受的重量会增加3千克；而跑步时，膝关节承受的重量会增加10千克。

不良姿势

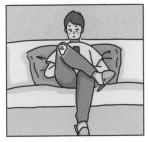

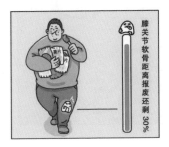

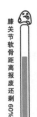

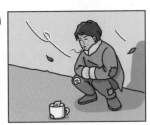

久坐

久坐不动会减慢关节滑囊的营养传递速度，这会让一部分关节软骨"饿"死。

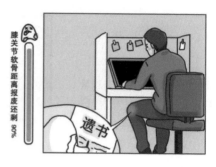

可怕的是，膝关节软骨的磨损是悄无声息的，刚开始的时候，不痛不痒，让人难以察觉。

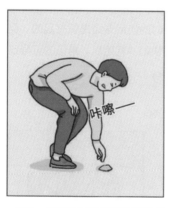

一开始，你可能会在下蹲的时候发现膝关节弹响。

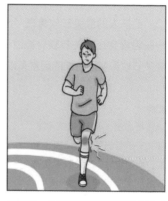

慢慢地，会演化成跑步后膝关节长时间不适。

最后，膝关节会变得僵硬，有的甚至需要进行手术治疗。

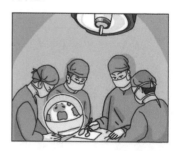

当然，如果膝关节软骨磨损比较严重的话，还是有一些迹象可寻的。如果你不确定自己的膝关节是否健康，可以通过下面这个动作来自我测试一下。

膝关节健康测试

缓慢下蹲到最深，然后像小鸭子一样，左右腿交替蹲着向前走。

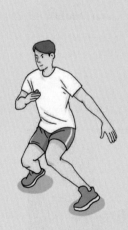
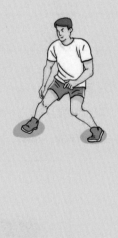

如果在下蹲的过程中，膝关节前部有针刺一样的感觉，说明你的髌软骨可能有损伤。如果在行走的过程中膝关节突然卡住不动了，说明你的半月板可能有损伤。

如果能顺利完成测试，而没有什么不适感，那说明你的膝关节健康状况比较好，只要在平时做好预防工作就行了。

膝关节保养指南

下面几条建议可以有效预防膝关节软骨损伤的发生。

1. 控制体重

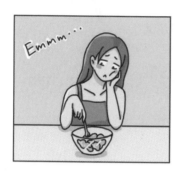 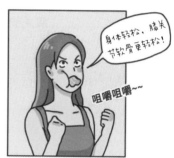

2. 减少久坐

每小时站起来走 5 分钟。这样做，不仅能让身体恢复张力，还能给膝关节软骨"供能"。

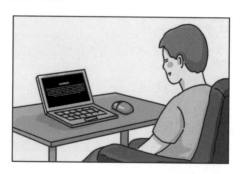

3. 适当运动

下面三个超简单的腿部动作练习，可以精准保养膝关节，大家赶紧试一试吧！

练习1 靠墙静蹲

靠墙站立，双脚分开与髋同宽，膝关节不要超过脚尖。上半身贴紧墙面，小腿垂直于地面。缓慢下蹲，呈马步（见下图左），直到大腿肌肉酸胀。重复5～6次。

千万不要如下图右边所示那样蹲，那样不仅看起来非常社会，而且毫无训练价值。

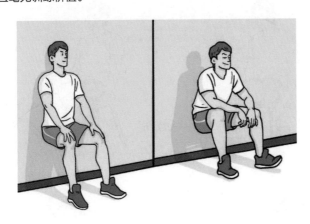

练习2 老熊蹭树

上半身贴紧墙面，重复下蹲8～12次。

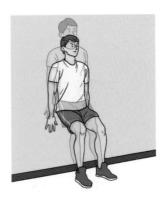

练习3 坐姿踢腿

端坐在椅子上，保持膝盖在座椅范围外，整条腿水平绷直，用力勾脚尖，坚持 30 秒钟，然后放松 5 秒钟。重复练习。

千万不要像下图右边那样做，那样虽然看起来很萌，但毫无用处。

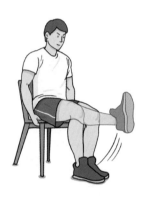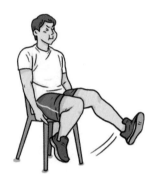

练习4 坐姿夹腿

端坐在椅子上，用双腿的膝关节夹住一个枕头（如果没有枕头，可以用手代替）。用力夹紧，保持 10 秒钟，然后放松。如此重复 10 次。

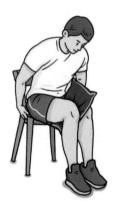

最后送给大家一句话：且行且珍"膝"，莫待老来空叹"膝"。

失眠：
一场精神对
肉体的出轨

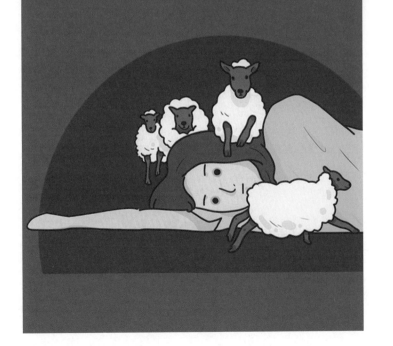

人是一种充满矛盾的生物。

过年的时候——

减肥的时候——

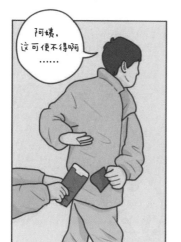

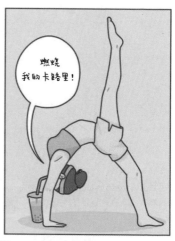

而最矛盾的时刻，
是夜深人静的晚上。

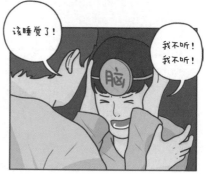

对于失眠的人来说，大脑就像中了病毒的电脑，完全不受控制。

展望一下梦中的未来

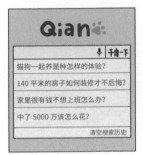

反省一下今天的失败

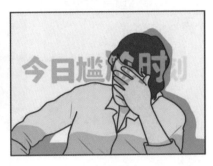

计划一下明天的工作

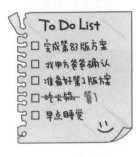

想象一段甜蜜的爱情

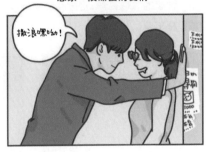

还要点播一首热门单曲

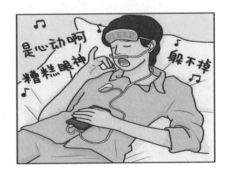

　　从爱情到哲学，从升值加薪到生活琐事，脑子里的戏一场接一场，甚至任何一点细微的动静都能让人精神一振。

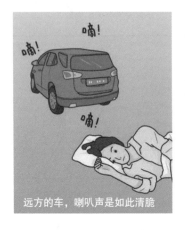

远方的车，喇叭声是如此清脆

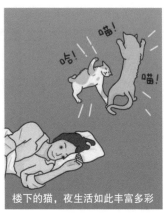

楼下的猫，夜生活如此丰富多彩

　　钟表的"嘀答"声，提醒着时间一去不复返。漫漫长夜，越努力睡，越是睡不着。

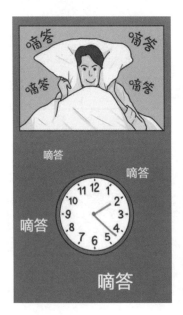

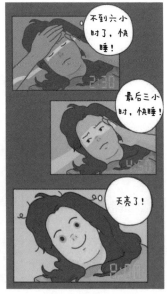

从医学角度讲，失眠并不是简单的"睡不着"，而是有很多种情况。

晚上睡不着

虽然很困，但就是睡不着，躺着超过 30 分钟还很清醒。

早上醒得早

晚上入睡正常，但很早就会醒，睡眠时间不足 6.5 小时。

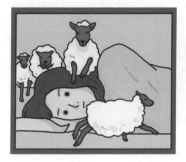
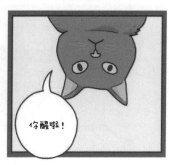

半夜容易醒

睡着了，但难以维持睡眠状态，每晚醒来超过 2 次。

睡眠质量差

睡眠时间足够，但睡得比较浅，白天总是昏昏沉沉的。

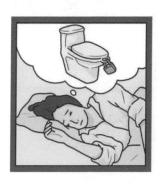
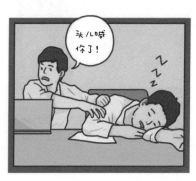

如果每周失眠 ≥ 3 次，并且持续失眠超过 3 个月，就属于"慢性失眠"。

失眠不止是夜晚痛苦，还会影响白天的生活。

工作效率低
睡眠不足会使身体疲倦，还会影响注意力和记忆力。

情绪异常
失眠会造成情绪低落、易怒、不安，甚至会陷入恶性循环。

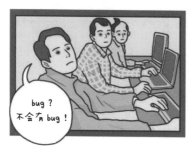

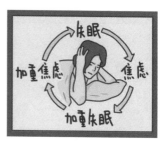

为了能睡个好觉，失眠的人想了很多办法。

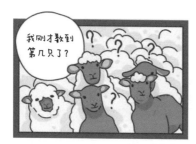

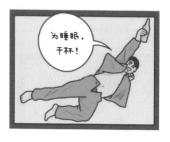

有的人数羊，想通过数学把自己搞晕。但往往越数越清醒，一不留神还容易出问题。

有的人喝酒，指望用酒精把自己麻醉。

然而，酒精会加重打鼾，还可能导致后半夜发生睡眠紊乱。

临睡前饮酒，不仅会影响睡眠质量，还有可能导致猝死。

酒精还会损伤大脑，影响记忆和认知能力，让人变得呆呆的。

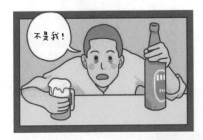

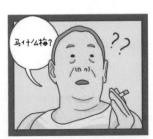

要想解决失眠问题，关键是找到原因。然而，失眠的原因实在太多了！

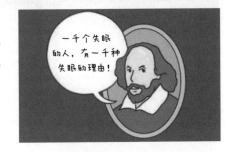

失眠可能是睡前不良习惯导致的，常见的有——

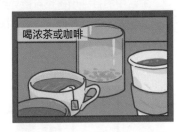

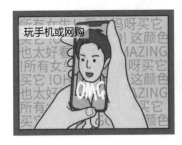

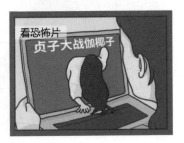

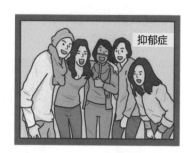

失眠可能与一些疾病有关，
例如——

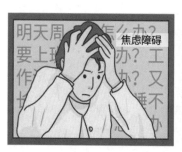

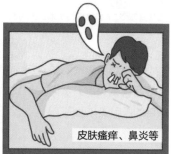

生活中的各种琐事也可能导致失眠，例如夫妻感情问题、工作中遇到困难、八卦新闻、没有还完的贷款等。每一件放不下的事，都会成为深夜脑海中的呐喊。

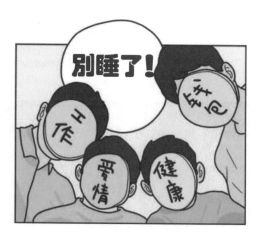

数据显示，45.4% 的人在过去一年中都有过不同程度的失眠。多数人的失眠不会超过 3 个月，这在医学上称为"急性失眠"。

急性失眠的出现，通常和一些诱发事件有关——

也许是一件小事引发的争吵

也许是一句没说出口的"喜欢"

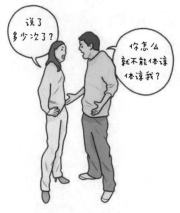

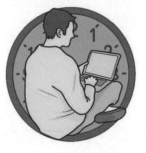

也许是一项异常的健康指标

也许是领导说的一句"再改改"

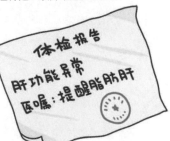

也许是多年没涨的工资

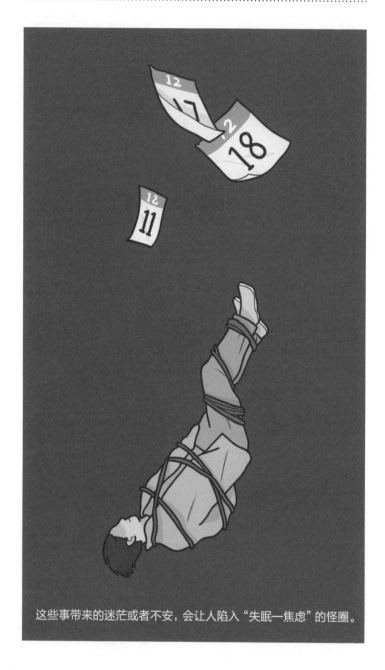

这些事带来的迷茫或者不安，会让人陷入"失眠—焦虑"的怪圈。

可换个角度来看，每一个失眠的人都是想认真生活的人，每次失眠都是因为对明天还抱有期待。

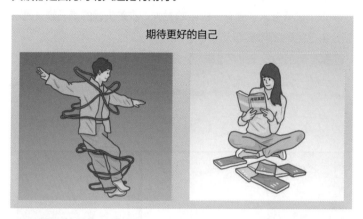

期待更好的自己

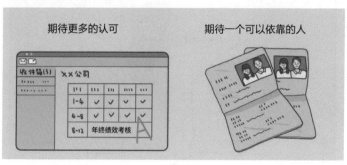

期待更多的认可　　期待一个可以依靠的人

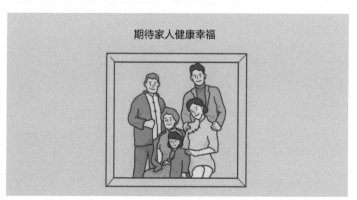

期待家人健康幸福

世界著名心理学家阿德勒曾说过："决定我们自身的，不是过去的经历，而是我们自己赋予经历的意义。"

每个优秀的人都会有一段至暗时光。改善失眠的第一步，是不要让自己迷失在阴暗里。

那些难熬的日子终将过去，人生总会迎来阳光。

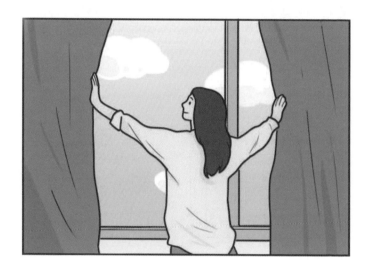

有 1 亿多中国人
想把鼻子给砍了

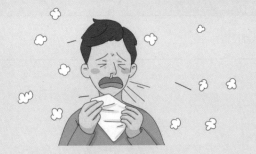

有这么一群人，他们的生活会在某个时刻突然自动进入痛苦的"失恋"模式。

身边一堆纸巾

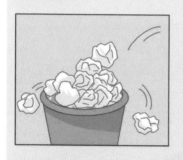

时不时流流眼泪

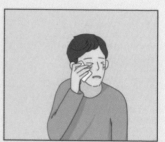

干什么都没精神

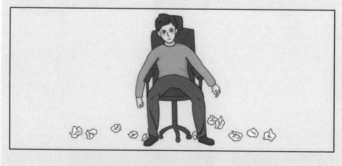

只会不由自主地"阿嚏——阿嚏——阿嚏——"

美好生活的终结者——过敏性鼻炎

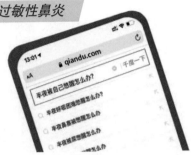

受鼻炎困扰的人，鼻子基本上就是个摆设——吸不进来、呼不出去，活着全靠一张嘴。

他们的生活只在两种状态中循环——

打喷嚏打到眼冒金星

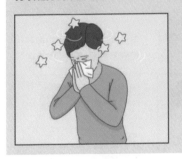

擤鼻涕擤到头脑发晕

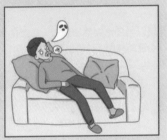

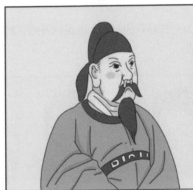

问君能有几多愁，
恰似一腔鼻涕向外流。

感觉脑子里都是鼻涕，连智商都变低了。

得了鼻炎的人为什么这么难！

从医学角度讲，打喷嚏、流鼻涕其实是一种身体的"自我保护"措施。

我们呼吸的空气中，有很多看不见的危险。

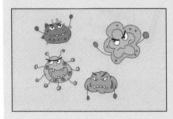

每时每刻，鼻子都在生产鼻涕，以此来守护每一次呼吸的安全。

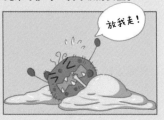

所以当危险突然出现时，敏感的鼻黏膜会逐渐充血，分泌出更多的鼻涕。

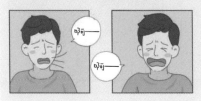

与此同时，鼻腔里的神经也接到了警报，开始"憋大招"。

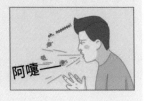

然而，有些人的鼻子会因为一些特殊的刺激，错误地开启"防御模式"。于是，情况就失控了。

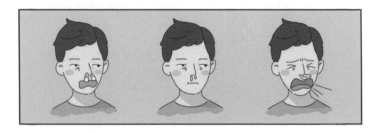

常见的鼻炎有三大类

非变应性鼻炎

主要症状为鼻塞和流涕。

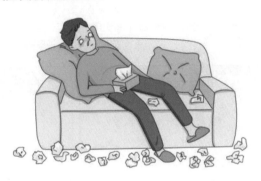

典型的触发因素有——

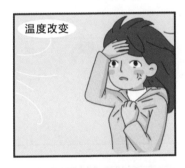
温度改变

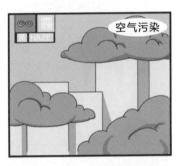
空气污染

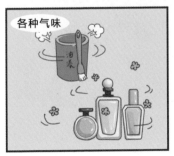
各种气味

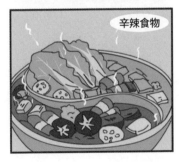
辛辣食物

变应性鼻炎

又叫"过敏性鼻炎"。

除了鼻子外，眼睛、耳朵都会受到影响。

结膜炎：见谁都是一把
鼻涕一把眼泪

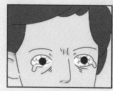

黑眼圈：每天自
带烟熏妆效果

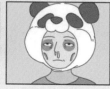

耳朵闷：听啥都像有
一种模糊的美

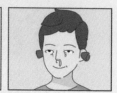

这一切的罪魁祸首就是过敏原（变应原）。

最常见的过敏原有——

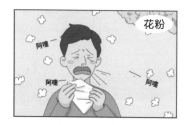

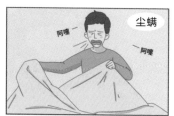

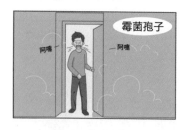

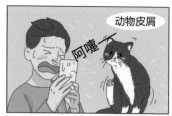

混合型鼻炎

这是成年人最常见的鼻炎类型。

简单来说，就是"1 + 2 = 3"。

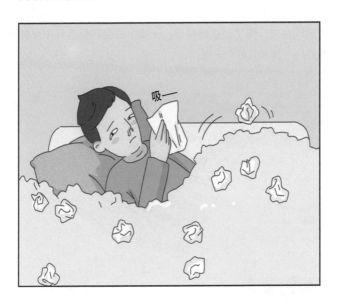

除了五官的症状外，鼻炎还会导致缺氧、神经受到压迫，从而造成头晕、头痛、记性差。

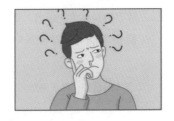

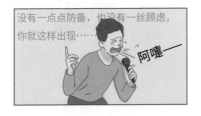

最令人无奈的是，过敏性鼻炎总是说来就来，让人措手不及。

部分城市的流行病学调查数据显示，过敏性鼻炎的患病率竟然高达 17.6%。据估计，全国至少有 1 亿人受到鼻炎的折磨。

得了过敏性鼻炎的人，一旦遇到刺激因素引起鼻炎发作，恨不得把鼻子给剁了。

总而言之，得了过敏性鼻炎，一年中总会有那么几个月鼻涕与泪水齐飞、鼻涕共纸巾一厕。

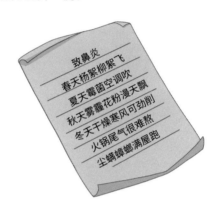

致鼻炎
春天杨絮柳絮飞
夏天霉菌空调吹
秋天雾霾花粉漫天飘
冬天干燥寒风可劲削
火锅尾气很难熬
尘螨蟑螂满屋跑

鼻炎之痛

除了对身体上的折磨，鼻炎还会给患者的生活带来很多麻烦。

鼻炎之痛 1 影响个人形象

和恋人说话时，鼻子突然流出清水来	图书馆中、会议室里，打喷嚏的人常常成为焦点

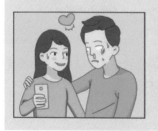

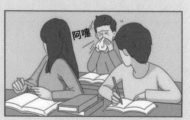

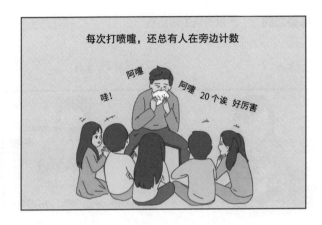

鼻炎面前，再美的妆也坚持不了半小时，也没人能帅过 3 秒。

鼻炎之痛2 造成很多误解

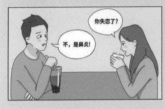

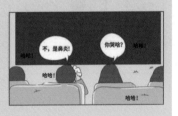

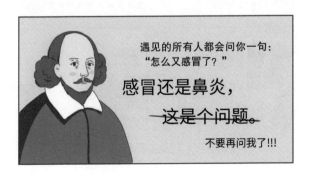

鼻炎之痛 3 严重影响生活品质

别人吃美食

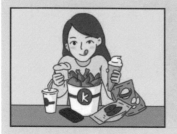

患鼻炎的人吃美食

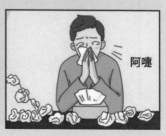

别人出去玩

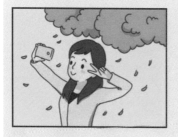

患鼻炎的人出去玩

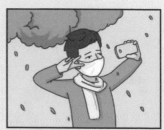

普通人的生活多姿多彩

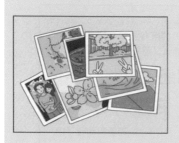

患鼻炎的人生活朴实无华且枯燥

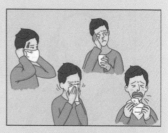

简单总结十个字：吃啥啥不香，干啥啥没劲。

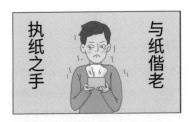

患有鼻炎的人，每天不是正在擤鼻涕，就是在准备擤鼻涕。
觉得最刺激的瞬间，就是发现出门没带纸。

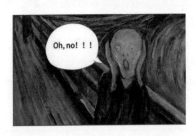

小知识

★ 我们每天都在不停地生产鼻涕。鼻涕的日产量大约为 1000 毫升，有差不多两瓶矿泉水那么多。这么多鼻涕，一部分会流到胃里，还有一部分会慢慢干掉，变成鼻屎。

★ 非变应性鼻炎有很多触发因素，例如香烟的烟雾、香水味、油漆味、冷空气等，甚至热的或辣的食物也会引起。

★ 鼻炎不等于鼻窦炎。鼻腔与鼻窦是相连的，炎症在鼻腔的是鼻炎，当炎症通过黏膜扩散到鼻窦，就成了鼻窦炎。如果鼻塞严重，鼻涕呈脓性，额头、鼻根部明显疼痛，要警惕鼻炎合并鼻窦炎。

防治鼻炎的方法

① 出门戴口罩。口罩能够有效滤过空气中的"杂质"，减少鼻黏膜与过敏原的接触机会，预防鼻炎发作。此外，要勤洗被褥，使用有滤网的空气净化器、吸尘器等。

② 冲洗鼻腔。可以用生理盐水冲洗鼻腔，这样能够保持鼻腔湿润，同时可以清除鼻腔中过多的分泌物和残留的过敏原，从而有效缓解鼻炎症状。建议每天冲洗 1～2 次。坚持使用，效果还是非常明显的。

③ 药物治疗。治疗鼻炎的药物主要有两类：一类是血管收缩剂，可以缓解鼻塞；另一类是抗组胺药和糖皮质激素，可以缓解流鼻涕、打喷嚏。合理使用药物，能够有效缓解鼻炎症状。

友情提醒： 一些能快速缓解鼻塞的局部用药，可能含有麻黄碱，长时间使用可能造成萎缩性鼻炎。建议不要连续使用超过 7 天。

秋冬季是鼻炎的高发期。起床、洗澡、出门、吃火锅……一不小心就会喷嚏不息、流涕不止。

鼻炎一来，不想说话，不想出门，不想工作，什么事都不想做，甚至觉得智商都被拉低了。

如果你的朋友正被鼻炎困扰，请不要问他"为啥又感冒了"，递张纸巾就好。

当代人减肥：
从入门到放弃

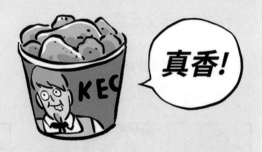

真香!

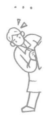

据观察，不少人减肥就像个"圈"。减肥人被封印在里面，不断轮回，从未成功。

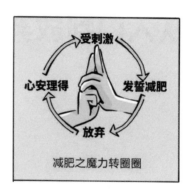

减肥之魔力转圈圈

当代青年减肥大赏

从受刺激到发誓减肥

刷刷朋友圈

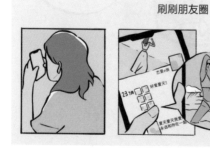

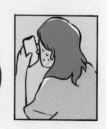

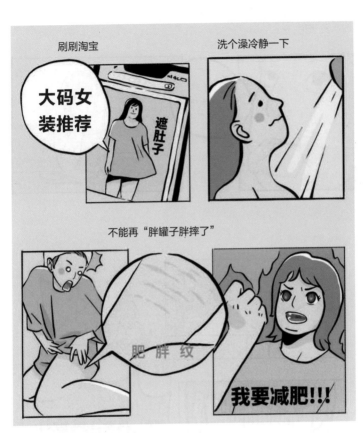

从发誓减肥到放弃

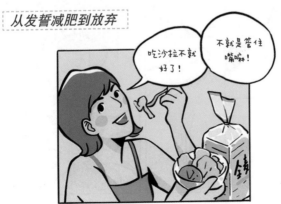

三天后——

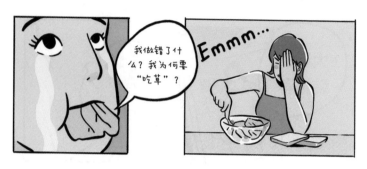

勾引……

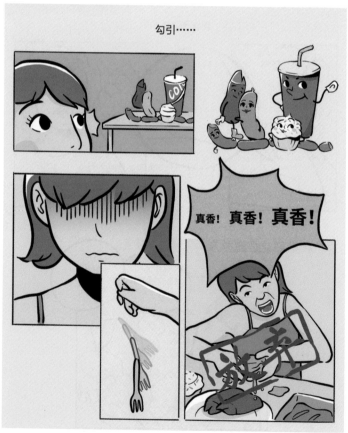

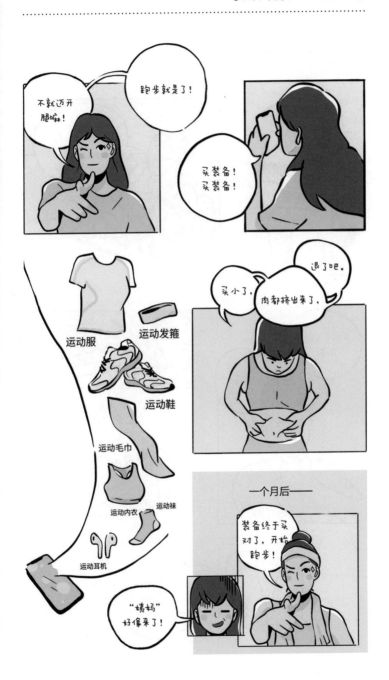

七天后，开始跑步——

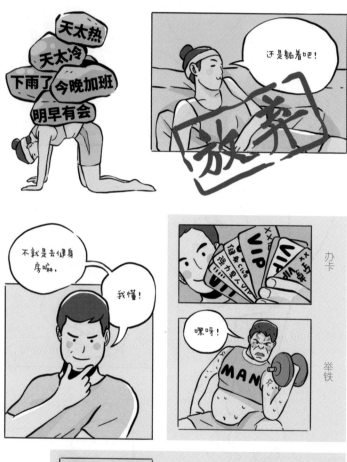

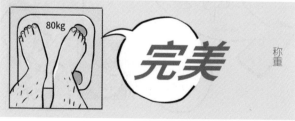

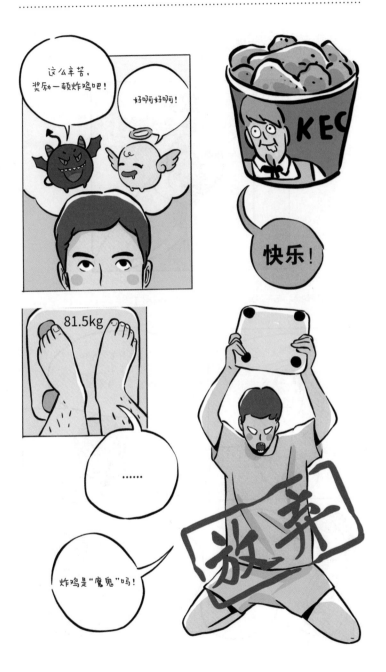

从放弃到心安理得

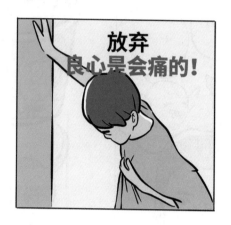

为了胖得心安理得，人们开始疯狂找借口。

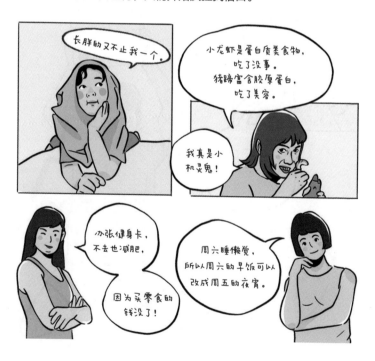

一旦成功找到借口，减肥者就会进入一段稳定期。

然而，减肥并未就此结束。

新的刺激

新的刺激很快就来了

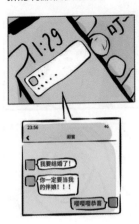
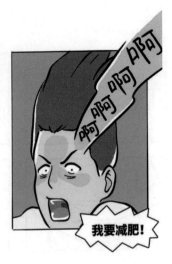

从表面上看，减肥失败无非是——

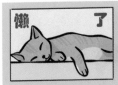
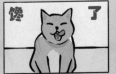
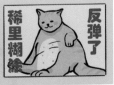

但实际问题则在于人们对减肥的急功近利。

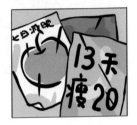

人间值得，减肥要科学

每年因为减肥减出病的人比比皆是。

饮食"缺斤短两"，导致"营养不良"，出现脱发、皮肤差、月经紊乱、贫血……

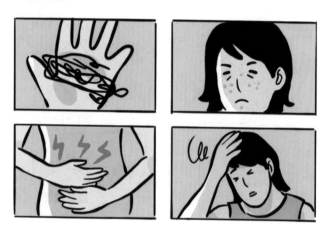

对体重的执念导致"进食障碍"。

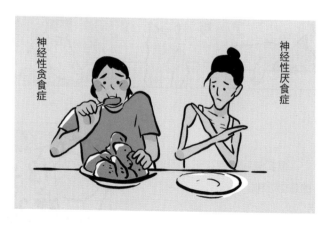

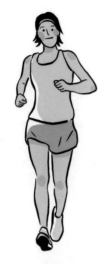

真正的减肥，是保持一种健康的生活方式。

先调整好饮食，再迈开腿运动，循序渐进，持之以恒。让身体适应这种状态，好身体自然属于你。

健康的生活方式，意味着健康的体魄、充沛的精力、从容的心态和满满的自信。而这些，比单纯的"瘦"更有价值。

关于减肥的一些建议

① 记录每天的饮食。这样就能对自己的饮食进行管理，而不是只记得自己吃了沙拉，却忘了自己还喝了奶茶。

② 定个合理的体重控制目标。BMI 在 18.5 ~ 24 就是正常体重了，别动不动就要低于 45 千克。

③ 保持科学的减肥速度。以每周减 0.5 ~ 1 千克为宜，而不是每天减 0.5 千克。最好每周减掉体重的 1% 左右。

④ 适量运动，注意休息。以提高体能为主要目标，固定时间运动，且不要天天运动。

⑤ 进阶后，提升至高强度运动。高强度运动期间，也要配合饮食、加强营养，而不是一味地少吃。

⑥ 放松心态，持之以恒。良好的心态是成功减肥的关键，请记住：饭要一口一口地吃，赘肉要一点一点地减。

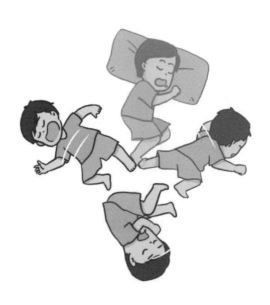

落枕，
是脖子在喊救命

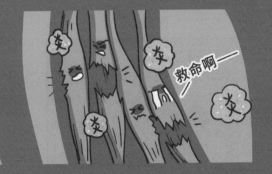

很多人以为，落枕只是晚上睡觉的时候姿势没摆好，不是什么大问题。

毕竟，谁都不知道自己半夜是啥姿势……

比如——

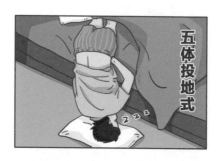

比如——

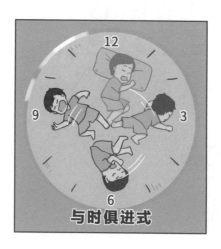

再比如——

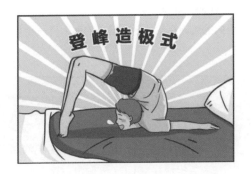

......

但事实上，睡姿只是落枕问题的导火索。

落枕很可能是脖子发来的信号，告诉你，它已经承受不住、怨念满满了。

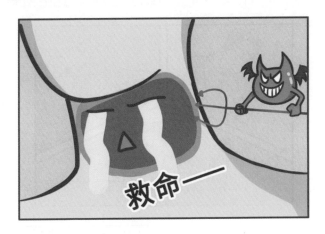

这要从脖子上的肌肉说起。

我们的肌肉由很多长条形的细胞组成，也就是我们平时说的"肌纤维"。

肌纤维像橡皮筋一样，弹力十足，可以自由伸缩。肌纤维赋予了肌肉核心技能。

肌肉们会根据不同的动作，分成几个任务组，各个任务组之间密切配合，共同完成一个动作。

同一小组内的肌肉有轮休制，累了的就休息一会儿，队友们会帮它把活干了。

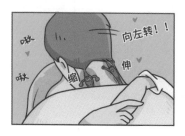 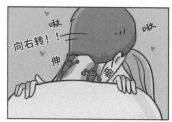

但是，我们很多常见的坏习惯会让肌肉长期疲劳作战。

这种姿势下，所有的肌肉都在加班加点地工作。

如此日复一日、年复一年，肌纤维会被过度拉伸，逐渐失去弹性。

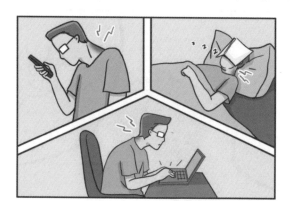

这时候，如果再来个睡姿不当，肌肉整晚都处在发力状态，那么它们就会崩溃。

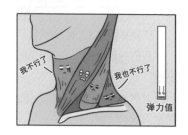

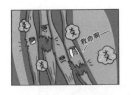

肌纤维会破碎或者断裂，并产生"怨念"——炎症因子。

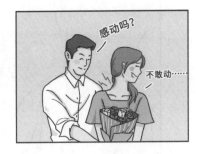

当你醒来时，脖子每动一下，肌肉就会收缩一次，炎症因子就会被挤到神经末梢附近，从而让你感到疼痛。这就是落枕了。

因为疼，落枕的人轻易不敢动。即使动起来，也像个机器人。

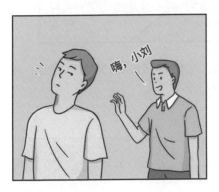

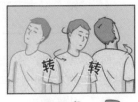

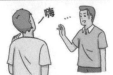

最常说的话，变成了"哎哟——"！

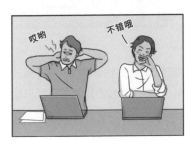

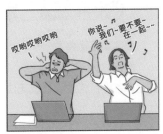

唉！落枕不是病，可疼起来真要命！

要想缓解疼痛，建议你给受伤的肌肉送点温暖，让更多的血液带着养料去安抚一下它们，尽快消除它们的怨念。

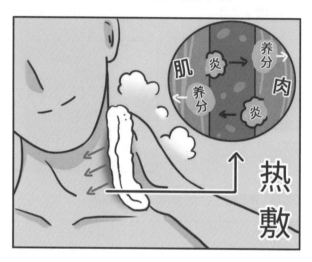

值得庆幸的是，受损的肌肉组织能很快被修复加固。因此，偶尔落枕一两次不是什么大问题。

但是，如果你依旧——

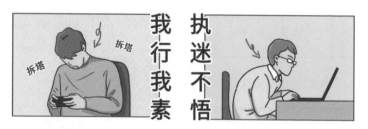

那麻烦可就大了……

伤残的肌纤维越来越多，即使被修复之后，也会变得又粗又硬。长此以往，肌肉的弹性就无法维持，脖子运动和稳定的重任就只能转移到颈椎的头上了。

颈椎身材娇小，如果长年承受这样的重压，则会导致——

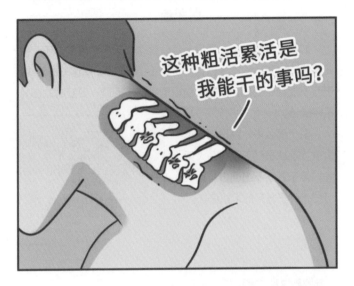

如果脊神经受到压迫，你就会发现，落枕那点疼只是挠痒痒。

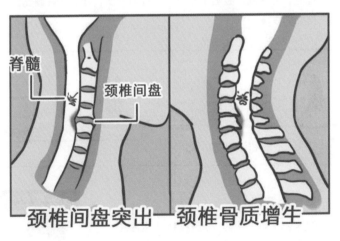

持续的神经刺激，会让你痛不欲生、五雷轰顶、意志全无……

敲黑板

如果经常脖子疼，而且一疼就疼个十天半个月的，还有头晕头痛、手臂麻木、腿脚无力、走路不稳等表现，那这不是落枕，千万不要自行处理。这很可能是颈椎出了问题，要及时去正规医院就诊。

说了那么多，就是想告诉大家：落枕虽然不是什么大毛病，但千万别不当回事！这很可能是脖子发来的求救信号。

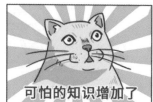

那收到这种信号以后该怎么办呢？

首先，要提高"姿势水平"。要枕对枕头，让脖子在睡觉的时候有良好的支撑。

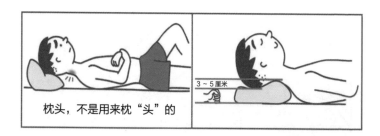

但这还不够，平时一定要抬头！抬头！抬头！

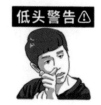

"社畜青年"护颈指南

每过 1 小时，就要把头从电脑或手机里面"拔"出来，来一发"社畜三联"。

练习 1 上看下看左看右看

保持身体端正，依次向下、向上、向右、向左看，然后左偏头、右偏头，在每个方向上拉伸肌肉，并保持 5 秒钟。然后左转右转。

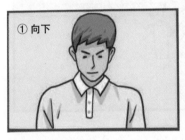

① 向下

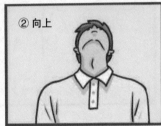

② 向上

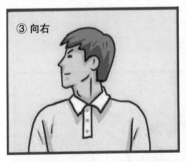

③ 向右

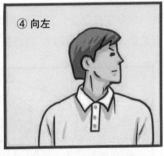

④ 向左

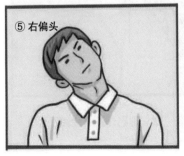

⑤ 右偏头

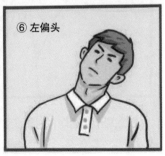

⑥ 左偏头

练习 2 掰头

端坐在椅子上，一只手放在屁股下面，用另一只手缓缓地掰头。力度不宜过大，以能感受到颈部左右两侧的肌肉被拉伸即可。

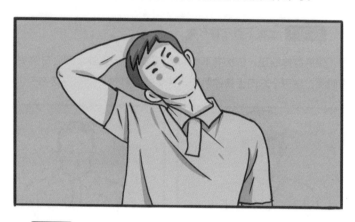

练习 3 猛男掰头

端坐在椅子上，左手放到脖子后面，右手缓缓地将头向膝盖方向拉动。不要过分用力，以能感受到颈部后侧肌肉被拉伸即可。

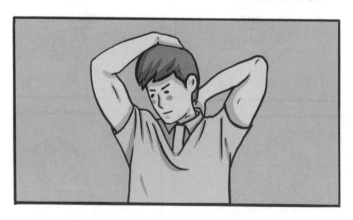

以上几个小动作，闲着没事做一做，别老让脖子受委屈。

第三章

一定要搞懂的
人体冷知识

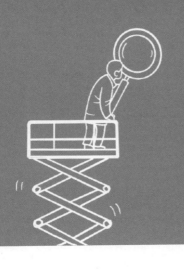

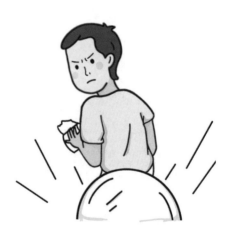

为什么"菊花"会被辣到，却"尝"不出酸、甜、苦、咸？

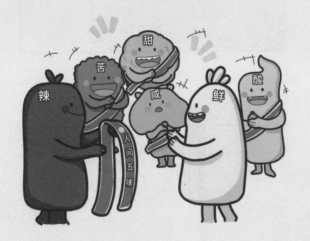

在这个世界上，存在着一些"必然"事件，比如赚钱必然不够花、恋爱必然遇到渣、娶的必然不是她、吃辣必然辣"菊花"。

许多年后，你依然会记得那一个个快乐的火锅之夜——

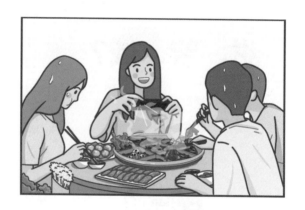

以及轮番上厕所的午夜，伴随着奔涌而下的"哗啦啦"，还有一阵火辣辣。

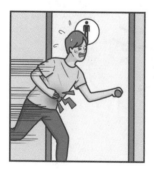
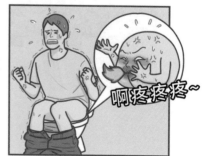

辣到起鸡皮疙瘩，辣到怀疑人生，辣到你开始思考：为什么"菊花"会感受到辣，却感受不到酸、甜、苦、咸的味道呢？

要了解这个问题，我们首先要知道辣和酸、甜、苦、咸本来就不是同一类。

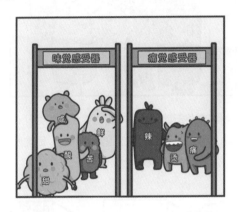

辣不是一种味道，而是一种疼痛！

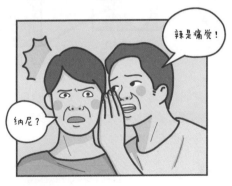

人体上有很多感受器，它们分别负责感受不同的外界刺激，并让大脑产生不同的感觉。

酸、甜、苦、咸、鲜是由味觉感受器处理的，而辣刺激到的是痛觉感受器，它传递的是疼痛和高温的感觉。

所以，真正的人间五味并不是酸、甜、苦、辣、咸，而是酸、甜、苦、咸、鲜。

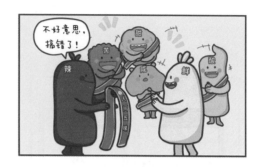

明白了辣和其他味道的区别，就很容易理解为什么"菊花"感觉不到酸、甜、苦、咸、鲜，但能感觉到辣了，因为味觉感受器一般只在味蕾上才有，而"菊花"上没有。

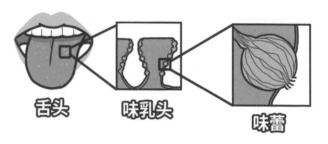

而能感受到辣的痛觉感受器几乎遍布全身，也包括"菊花"。

辣椒素无法被胃肠道完全吸收，它会随着粪便来到直肠，在拉屎的时候与"菊花"进行火辣辣的"吻别"。

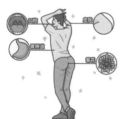
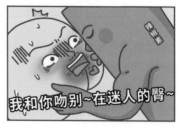

等一下——

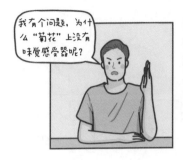
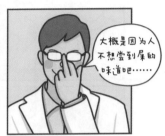

　　每次"菊花"被辣到,可能都伴随着肚子疼、拉肚子。这是因为我们的胃肠道里也有痛觉感受器,胃肠道感受到辣以后,会加速蠕动,希望把辣椒素尽快排出去。于是,你就肚子疼+拉肚子+"菊花"疼了。

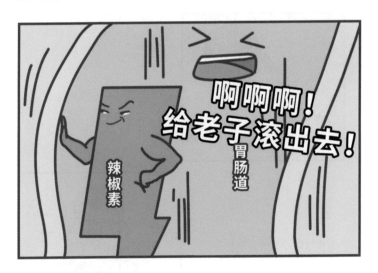

　　但是,吃一样的辣,有的人就没什么感觉。那是因为痛觉感受器的敏感程度存在着个体差异,而这是由遗传因素决定的。

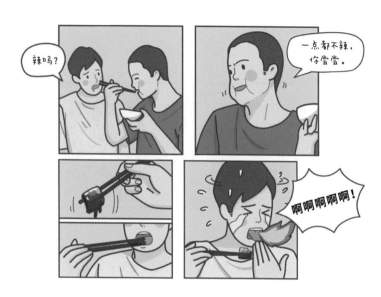

不过，越能吃辣的人往往越追求辣，也总能找到直呼过瘾的辣度。

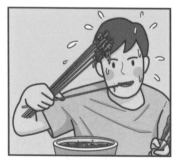

然后——吃辣一时爽，"菊花"火葬场！

那有什么办法能解辣吗？

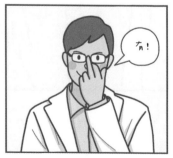

　　辣椒素不溶于冰水，在常温水中的溶解度也比较低，但其在油、脂和酒精中的溶解度则比较高。所以，如果嘴巴辣，喝冰水用处并不大，可以喝牛奶、吃乳脂冰激凌，因为它们都含有乳脂，可以溶解辣椒素。

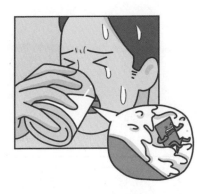

　　或者在吃之前，让食物蘸一蘸火锅油碟，"洗"掉一些辣椒素。
　　那如果是"菊花"辣呢？
　　从理论上讲，可以试试让它洗个牛奶浴！
　　咳咳——，更实操的做法，是涂抹炉甘石软膏。

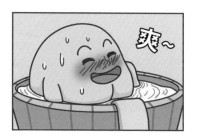

裸睡的好处
真是太多了，
看完就想脱光光

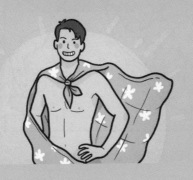

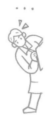

睡觉是件人生大事，它占据了我们 1/3 的人生。

那么，如何让这段时光在快乐中度过呢？有个不花钱的办法，希望你一定不要错过。那就是——

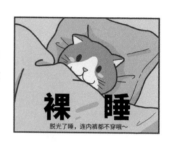

裸睡
脱光了睡，连内裤都不穿哦～

有位"智者"曾经说过——

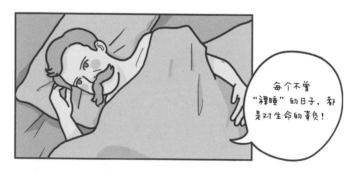

每个不曾"裸睡"的日子，都是对生命的辜负！

裸睡非常值得推荐，因为它有很多优点。

🔍 裸睡有助于改善睡眠质量

我们的身体有一套温度调节机制，可以让我们的体温随着环境的变化而变化。

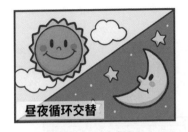

昼夜循环交替

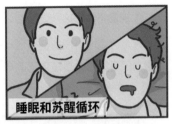

睡眠和苏醒循环

夜晚来临，我们的身体会通过皮肤散发热量，从而调低核心温度，为进入睡眠状态做准备。

环境温度过高，或者穿着衣物，是不利于身体散热的，会干扰核心温度的调低，影响睡眠质量。

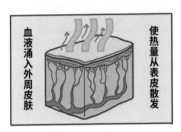

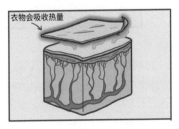

裸睡能在一定程度上避免这种情况的发生。

当然，核心温度太低也会影响睡眠。所以，一床薄厚适中的被子必不可少。与贴身衣物相比，被子相当于提供了一个更易于调整的空间，我们可以随体温变化改变盖被子的方式，更好地配合体温的动态变化。

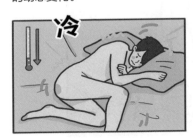

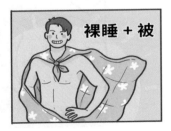

裸睡＋被

🔍 裸睡不会影响私处卫生

有人可能担心裸睡会造成私处卫生问题。这个担心其实是有必要的，但是，如果是睡自己的床，而且床品比较清洁的话，那就不会有什么问题。

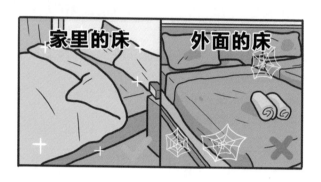

女性的外阴常常处于温暖、潮湿的环境中，这容易滋生细菌。而裸睡可以给私处以更畅快的呼吸，有利于私处透气、保持干爽。

🔍 裸睡能让人快乐

裸睡，最直观的感受是——舒爽！那是一种彻彻底底的自由。

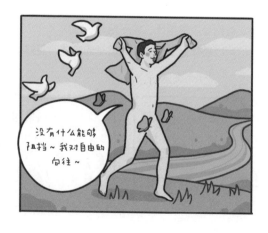

当你脱光衣服，与被窝融为一体时，仿佛化身为——

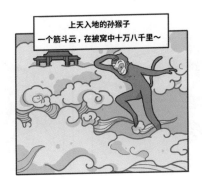

又仿佛化身为——

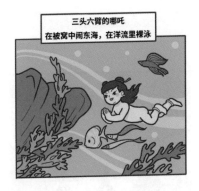

而睡衣就像个绝缘体，它阻断了这种发自灵魂深处的自由体验，让人无法在梦中裸奔，从而失去了快乐和自由。

那么，裸睡有什么缺点吗？

还真有一个，而且这个缺点会让一些人很"受伤"。

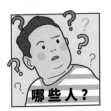

研究表明，伴侣裸睡时，由于皮肤接触，会使女性产生更多的催产素。

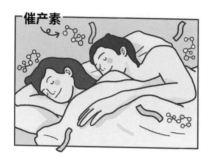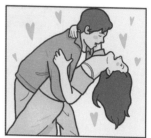

催产素能减压，还能增加伴侣间的亲密感和信任感，也许还会促使你们之间发生点什么……

这种只能靠双人裸睡才能解锁的神奇技能，对于单身狗和异地购来说——

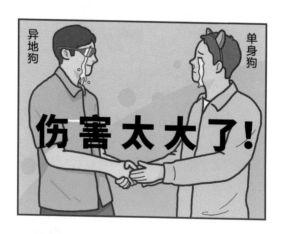

好了，快擦干眼泪，收拾收拾准备裸睡吧！

今夜，全世界都是你的！

冬天脚冷，
放在男朋友哪里
最暖和？

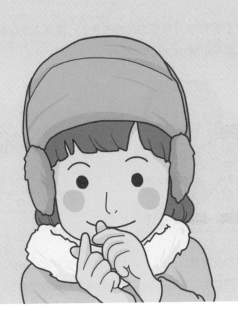

如果你问女生最不喜欢哪个季节，答案十有八九会是"冬天"。寒冷的冬天，对女生来说，从起床开始就充满挑战。

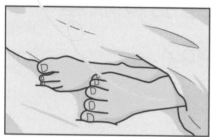

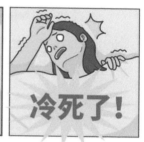

除了要抑制寒冷带来的旺盛的食欲，最令人难以忍受的，是寒冷带来的终极折磨——手脚冰凉。

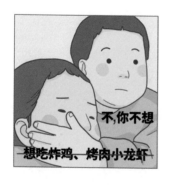

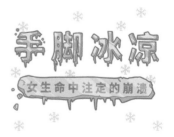

如果说女生是水做的，那么冬天的女生早就被冻成了冰。

冬天的女生，手会不由自主地伸向各种暖和的地方，例如——

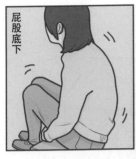
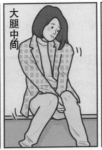
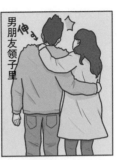

感觉最冷的是脚。每次脱鞋，脚都像刚从冰箱里拿出来似的。

晚上睡前是凉的，早上醒来还是凉的。严重的时候，甚至不确定脚是否还在。

当冬天遇到"大姨妈"，女生则要经受手凉、脚凉、肚子疼的加强版"魔法攻击"。

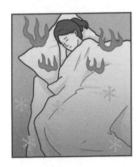
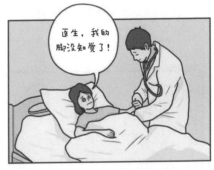

这时候，女生最不想听到的一句话就是——女生的冷，男生不懂。

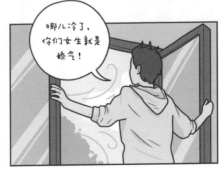

那么，为什么女生比男生怕冷呢？

我们知道，人的体温取决于发热和散热之间的平衡。

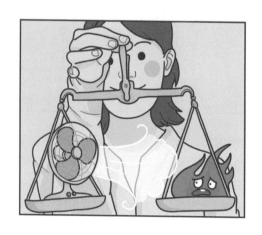

发热的关键是基础代谢，热量主要来源于——

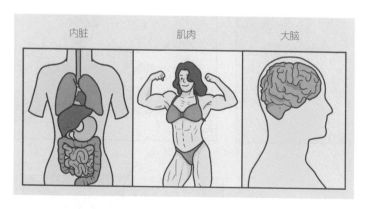

男生基础代谢率高、肌肉多，浑身有使不完的劲。女生基础代谢率低、肌肉少，常常处于热量不足的状态。

寒冷和炎热都会让身体感到不适。但研究发现，女生更难忍受寒冷的刺激，而男生则相对怕热。

因此，温度对于男生和女生来说，是个很难统一的问题。

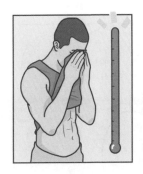 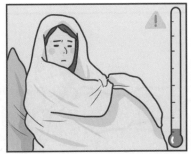

洗澡：女生觉得水温适宜时，男生经常觉得烫。

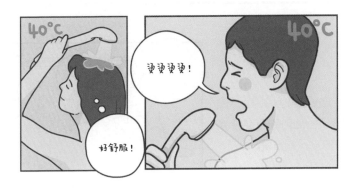

睡觉：男生觉得室温适宜时，女生通常觉得冷。

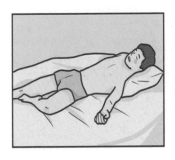 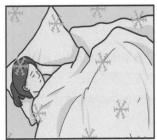

穿衣服：当男生们刚换上长袖过秋天时，女生们早已穿上毛衫买冬装了。

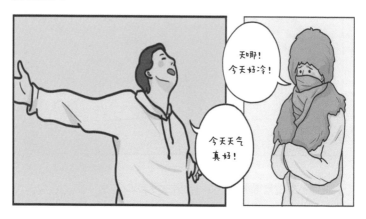

当男生和女生同处一室时，"空调到底开几度"成了夏天最大的难题。

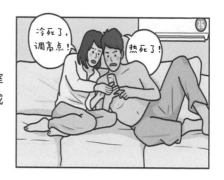

随着年龄的增长，基础代谢率会逐渐降低，女性怕冷的问题会越来越严重。

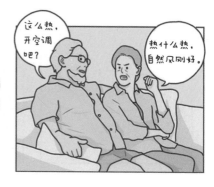

这就是为什么有一种冷叫"妈妈觉得你冷"，而爸爸很少会劝你穿秋裤。

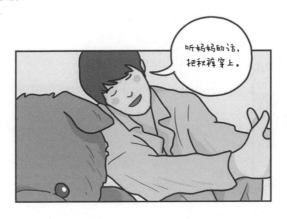

另外，女生更容易手脚冰凉。皮肤是散热的主要部位。遇到寒冷天气时，身体为了减少热量散失，会收缩位于表层的血管，减少四肢和皮肤的血流供应，从而让内脏和大脑保持温暖。

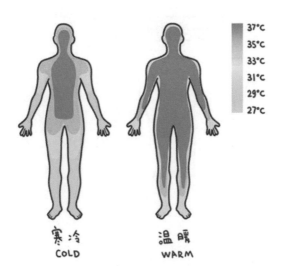

因此，手脚冰凉不代表你身体不好，而是一种生存策略。

雌激素也参与体温调节。女性的体温会随着月经周期的变化而变化，非排卵期的体温略低于排卵期的体温。

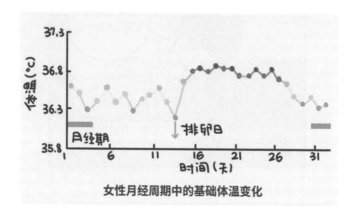

女性月经周期中的基础体温变化

手脚冰凉是女生在冬天最常见的问题。研究表明，女生的手部温度通常比男生低 1.5℃。

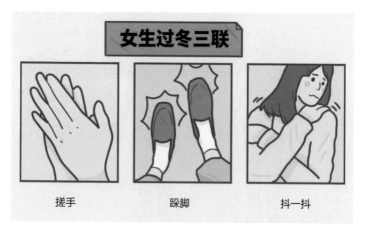

因此，在冬天，女生的手里总喜欢拿着各种热乎乎的东西。不是热奶茶，就是烤红薯，保温杯是最后的倔强。

为了"平安"度过冬天，女生需要做好全方位的准备，例如——

穿上加绒保暖裤

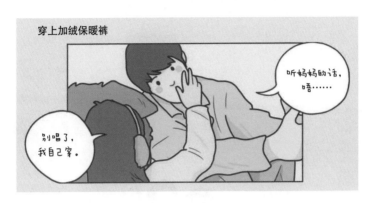

购买各种保暖设备

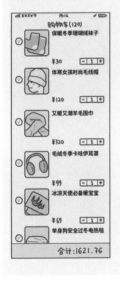

尽可能做到不给寒冷留一丝缝隙

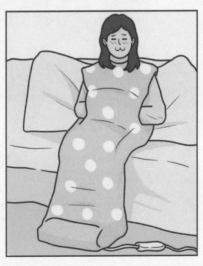

不过，以上解决方案，要么费钱，要么费电。最经济、环保的方法，是找一个持久的、恒温的男朋友。

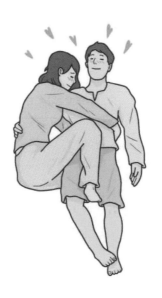

到底几点睡
才算熬夜啊？

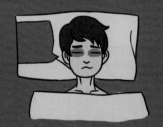

对于睡觉这件事，自古以来就分两大派。

一是以中老年人为主的"早睡早起派"；

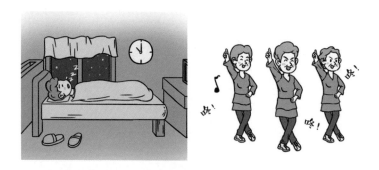

二是以年轻人为主的"晚睡不起派"。

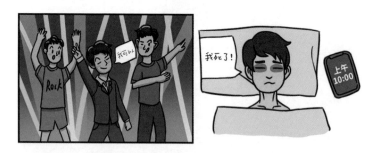

每当放假的时候，这两派的冲突都会变得白热化。

父母们每天都会用这三句话来碾压晚睡不起的年轻人。

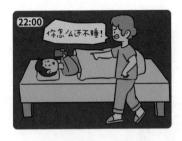
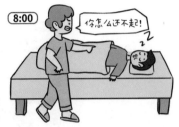

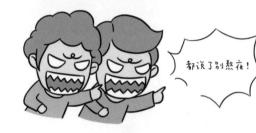
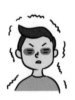

到底几点睡才叫熬夜呢？

研究发现，人的睡眠习惯是不一样的。

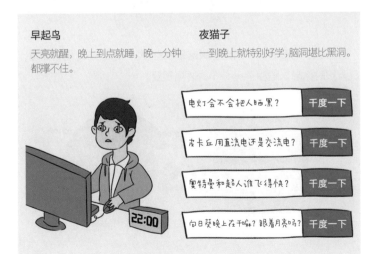

当这两种人相遇时，其中一种人可能需要倒时差。

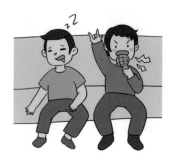

从理论上讲，晚睡并不一定不健康，因为衡量睡眠的三个关键指标是有规律、时间够、质量高。

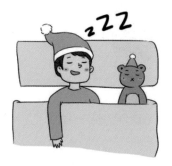

从这个角度来说，相比于纠结是晚上 10 点睡还是凌晨 2 点睡，每天按时休息，睡够 7 ~ 9 小时才更重要。

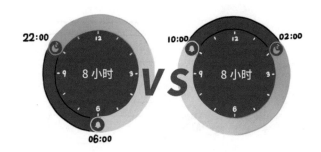

如果已经习惯了晚睡晚起，那所谓的"熬夜到凌晨2点"，其实只是睡眠时间后移罢了，从北京时间过成了迪拜时间。

睡得晚不一定是熬夜，睡不够、睡不好、睡眠不规律才是真正的熬夜。

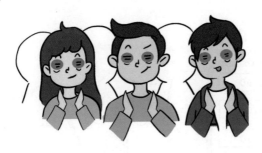

每一个熬夜的人，都曾在深夜计算过自己的睡眠时间。

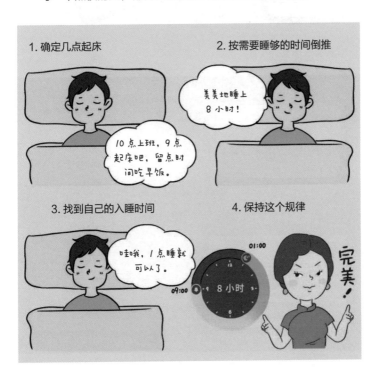

计划很美好，对不对?

看起来很简单，对不对?

别天真了! 对于熬夜的人来说，时间和睡眠是很玄的东西。

明明计划好了凌晨 1 点睡早上 9 点起，实际情况却是——

白天进度条式起床

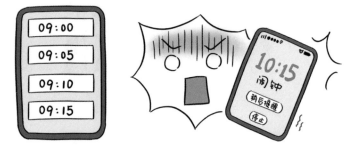

晚上进度条式入睡

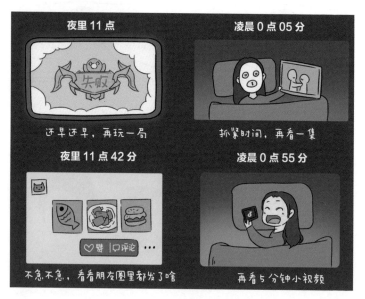

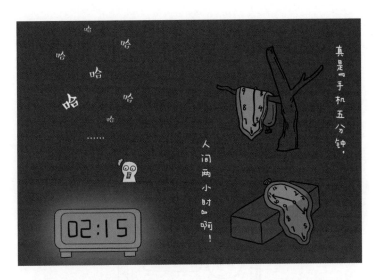

这还不是最惨的，最惨的是，放下手机、闭上眼睛的那一刻。

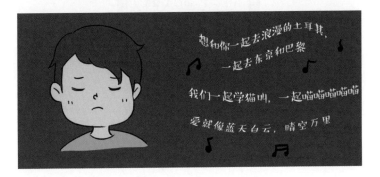

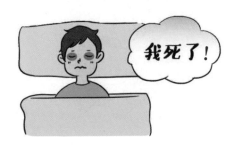

所有的计划，
到最后都没有
实现。

所以，对于爱熬夜的人来说，晚睡晚起不是最大的问题，最大的问题在于"睡眠拖延"，拖着拖着，天就亮了。

长期睡眠不足给"晚睡不起派"带来了巨大的困扰。

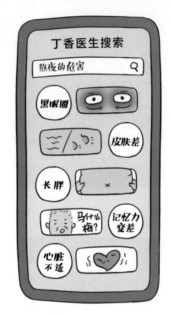

熬夜"倒班"玩耍尤其可怕，它是2A类致癌因素，会扰乱生物钟，增加癌症的患病风险。

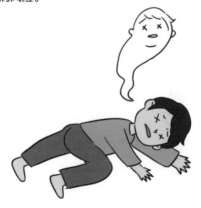

如果你仔细观察，就会发现喜欢熬夜的中年人最爱说的一句话，不是"熬夜一时爽，天天熬夜天天爽"，也不是"生前何必久睡，死后自会长眠"，而是"今晚我一定要早睡"。

"今晚我一定要早睡"可能是这个世界上被说的最多的谎言了，很多人每天都要说一次。

然而有时候终于早睡了，但醒来之后，还是感觉不满足。这是因为，即使早早躺下了，却不代表着就睡了个好觉。

光照和声音、作息不规律、长时间工作、压力和焦虑、错误的饮食，以及一些药物，都会影响睡眠质量，让人睡不踏实。

想要睡个好觉，你可以这样做——

关于睡眠的小建议

① 睡前放松一下。别想工作和存款了，读本书、听听舒缓的音乐，或者泡个热水澡吧。

② 按时睡觉，规律作息。每天的睡觉时间和起床时间尽量固定，周末也不例外。还有就是，别在床上玩手机。

③ 减少灯光和噪声干扰。眼罩、耳塞、遮光布，可以来一套。

④ 午睡别太久。午睡过久可能会影响晚上入睡，一般来说，中午小睡20 分钟就可以了。

⑤ 睡前忌烟酒咖啡。烟和咖啡会让人兴奋，酒会影响深度睡眠，让人睡得不安稳。

希望从今晚开始，大家都能睡个好觉。

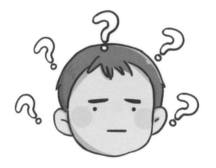

每多坐 1 分钟,
世界上就少了一个
好看的屁股

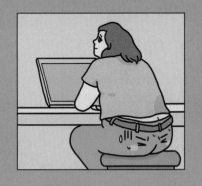

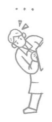

在这个世界上，有
人喜欢看脸——

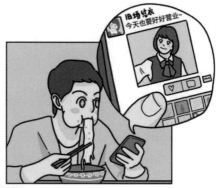

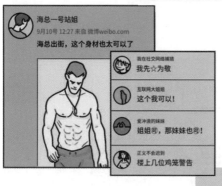

有人喜欢看身材——

还有人喜欢看屁股——

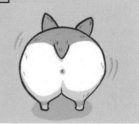

今天，我们就来聊一聊屁股的事。

下面有请本篇主角——

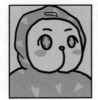

ID CARD

姓名：屁股君

性别：未知

年龄：未知

宣言：没有丑屁股，只有懒屁股

屁股可以说是人身上最没有存在感的部位了。如果不是跑肚拉稀，或者患上了尴尬的痔疮，你可能基本不会注意到屁股的存在。

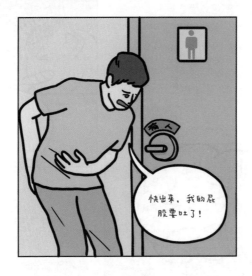

其实，屁股是身体中最强壮的地方。由臀大肌、臀中肌和臀小肌等组成臀肌，可以帮你完成跑动、站立、跳跃等动作。

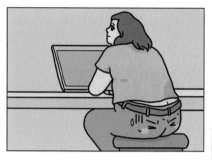

可是人作啊，就是不爱动，很多人在凳子上一坐就是一整天。

要知道，坐着的时候，屁股承担了"不可承受之重"。

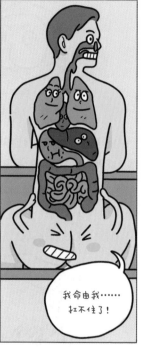

我命由我……扛不住了！

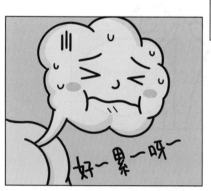

好一累一呀一

面对"压迫"，屁股不能问，也不会说，只能趁着放屁的时候喘口气。

除了严峻的外部形势，还有内忧。久坐除了会给屁股造成直接压力，还会让肛门附近的静脉回流受阻。时间一长，很容易形成痔疮。

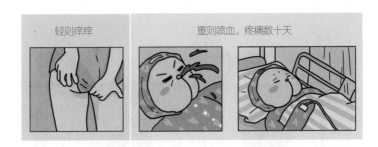

久坐还会让屁股喘不过气。

对于脸来说，有面膜、面霜、洗面奶……，可以说，人们对脸关怀备至。可你知道吗？屁股也需要关怀。

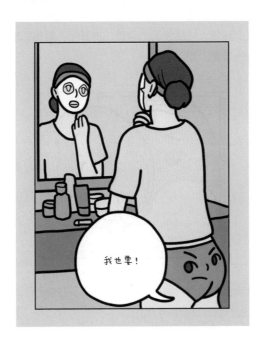

闷热、潮湿、多汗是身体中后偏下部地区的常态。特别是冬天，屁股的处境就像个俄罗斯套娃。

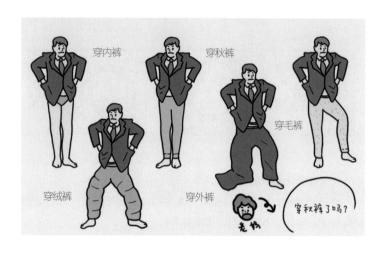

不透气的环境，让屁股无法呼吸；打开毛孔散热的时候，又容易受到细菌的侵袭。久而久之——

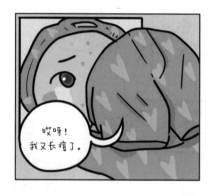

当久坐遇上不透气，尴尬的事情就来了。皮肤为了减少压力，会产生角质层，生成难看的小黑印。

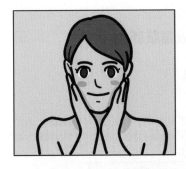
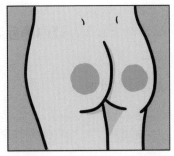

比屁股"黑化"更可怕的是臀部肌肉萎缩。

所有人在刚出生的时候，屁股都是白白嫩嫩、光滑、有弹性的。但生活的摧残，让一些屁股选择了"随波逐流"。久坐，长期加班、熬夜，会让臀部肌肉萎缩，脂肪大量堆积。在重力和肥胖的双重作用下，屁股终于"不堪重负"，有的甚至出现了"双下巴"。

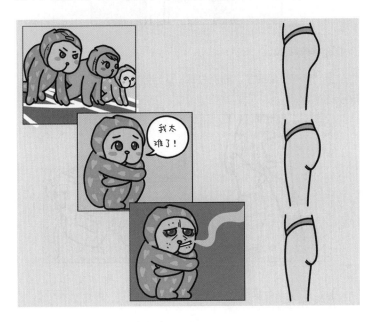

是时候拯救你的屁股，让它重获新生、焕发光彩了！

让你的屁股重获新生

1. 告别久坐

每半小时离开座位，让屁股休息一下，可以去倒杯水喝，也可以站着办公。

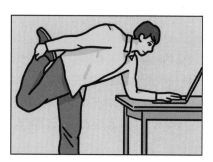

2. 保持透气

穿"透气"的裤子。勤换内裤。让屁股充分呼吸。

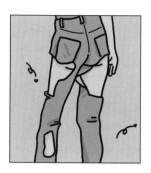
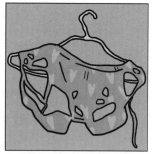

3. 多做运动

下面三个练习，可以精准锻炼臀部，帮屁股抬起头来。

练习 1 脚后跟臀桥

仰卧在瑜伽垫上，双膝支起，双脚分开，脚尖勾起，脚后跟牢牢压住地面。抬起背部，用肩膀支撑住上半身。下半身向上发力，并在身体到达最高点时夹紧屁股。然后放松，回到起始姿势。本练习 12 次为 1 组，每次做 3 组。

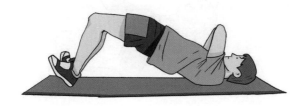

注意：不要做成下图这个样子——脚尖未勾起，动作最高点的臀部未夹紧。这样不仅练臀效果差，而且腰腿会比屁股酸得更快。

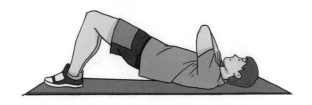

练习 2 俯身后蹬腿

俯身跪在垫子上，腿成 90° 向天花板方向发力。保持腰部不要反弓。本练习 12 ~ 15 次为 1 组，每次做 3 组。

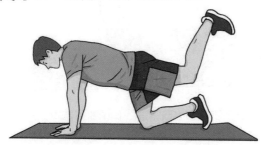

注意：千万不要做成这样——上下肢不与地面垂直、腰背松垮。这样虽然蠢萌，但是伤腰伤脖子。

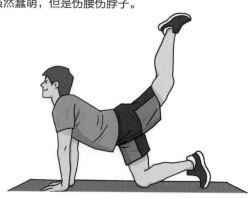

[练习3] 侧卧驴蹬腿

妩媚地侧身躺在瑜伽垫上。屈膝，上侧脚尖内扣。上侧腿尽可能地向侧后方蹬出。蹬得越高，对臀部的刺激越好。本练习 12 次为 1 组，每次做 3 组。

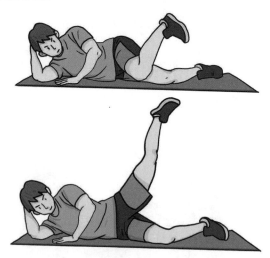

以上三个练习，用时都非常短，睡前抽空就可以完成。

让我们关爱屁股，从日常做起，一起努力，让屁股赢在终点线！

跷二郎腿，
好处只有一个

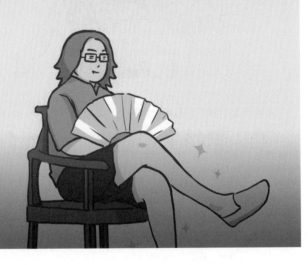

人在一生中会养成很多个习惯。对于一部分人来说，有一种习惯跟挖鼻孔一样，不知道什么时候就有了，那就是跷二郎腿。

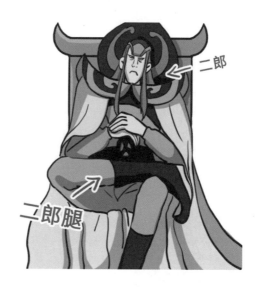

　　如果你要问跷二郎腿有什么好处，那答案只有一个字——爽！

　　有些人只要坐得时间稍长点，就会不自觉地跷起二郎腿。如果再伴着有节奏的抖动，那感觉真是爽到飞起。

　　可能有的朋友会问：为什么跷二郎腿会让人感觉这么爽呢？

　　原因很简单，跷二郎腿会让人的支撑面变大。

　　我们知道，人的身体其实一直活在自己的重量下。活得轻松或者是活得累，取决于两个因素：一是重心的高低，二是支撑面的大小。

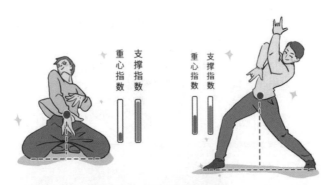

支撑面越大，重心越低，活得就会越轻松。

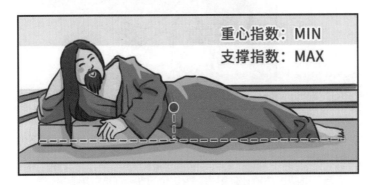

重心指数：MIN
支撑指数：MAX

坐在椅子上的时候，人体的支撑面其实很小，主要是靠坐骨来支撑身体。如果椅子过低，身体会出现不稳定的情况，这时需要通过踮脚尖来增大身体支撑面。

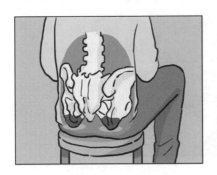

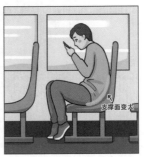

支撑面变大

所以，跷二郎腿舒服的原因，主要是增大了身体的支撑面。

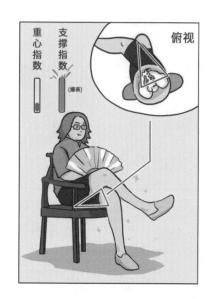

那么，问题又来了：虽然跷二郎腿能让我们感觉舒服，但这个习惯好吗？

跷二郎腿虽然能让你很爽，但这个习惯存在着健康隐患。

首先，跷二郎腿会让人变"弯"。跷起二郎腿，看似优雅又帅气。

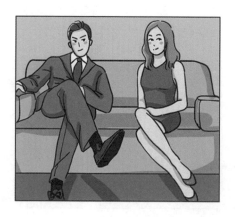

殊不知，这会让你的骨盆变得倾斜。

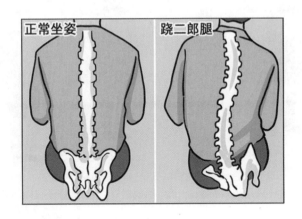

有的朋友可能会说：那两条腿轮着跷不就行啦？

可你知道吗？人体结构是环环相扣的。

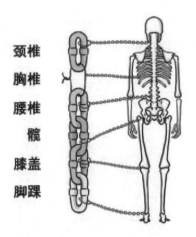

颈椎

胸椎

腰椎

髋

膝盖

脚踝

　　一个不良习惯，往往会由于"破窗效应"衍生出其他不良习惯。久而久之，骨盆倾斜、高低肩、长短腿这些问题都会出现，让人变得越来越不像自己。

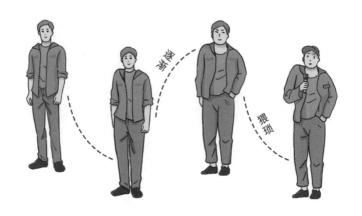

但这还只是问题的冰山一角。除此之外，跷二郎腿还有以下危害。

🔍会让人屁股扁平

人的身体非常复杂。髋关节处的骨骼、肌肉、韧带协同完成了"跷二郎腿"这个动作。

股骨长时间不正常旋转，会使整个身体重心转移。本来圆润的屁股，会因为跷二郎腿带来的不良发力习惯而逐渐变得扁平。

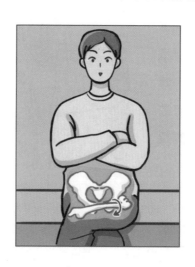

🔍 会让人腰疼

跷二郎腿的时候，一侧腰部的肌肉处于被动拉伸状态。

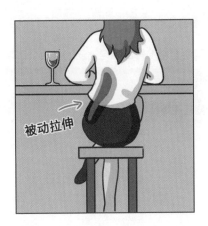

这会导致单侧腰肌劳损，让 20 岁的人有 60 岁的腰。

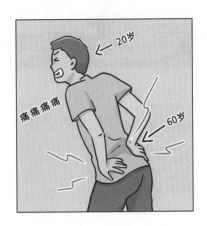

如果你已经出现了跷二郎腿带来的问题，那就应该马上警惕起来，采取措施拯救身体了！

日常自救方案

1. 日常多做臀部运动

在这里分享两个精准臀部练习。通过这两个练习，可以帮你把屁股重新翘起来。

练习 1 脚后跟臀桥

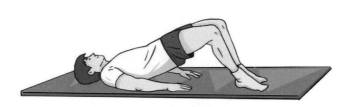

练习 2 俯身后蹬腿

（见第 195 页）

2. 日常放松少不了

练习 1 歪头腰部肌肉拉伸

端坐在椅子上。右手放在头后，微微用力向右牵拉头部，带动身体向右前方倾斜，使左侧腰部有拉伸感，保持这个姿势 15 ~ 20 秒，然后身体回正。重复动作 2 ～ 3 次就可以。

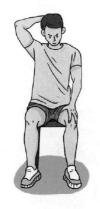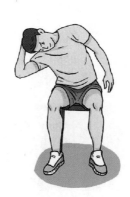

注意：要控制自己的动作，保持身体平衡。

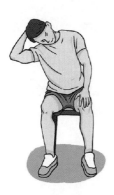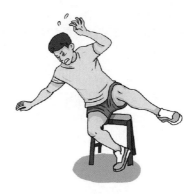

另外，臀部不能跟着身体移动，否则就没有拉伸效果了。

除了拉伸紧张一侧的肌肉，还需要强化另一侧相对薄弱的肌肉。

练习 2 侧身腰部肌肉强化

如果你平时爱跷的是右腿，做这个练习时，就要尝试跷左腿。

端坐在椅子上，跷起左腿，用左手压住左侧骨盆，右手压头，使身体向左侧倾斜，直到左侧腰部肌肉有收紧的感觉。保持这个姿势 15 ~ 20 秒，然后身体回正。重复动作 2 ~ 3 次。

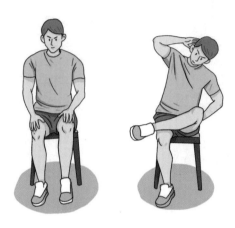

　　以上两个练习，简单有效，每天做上几遍，会使你浑身舒适，非常值得一试。

　　最后，关于跷二郎腿，在这里跟大家分享两个小建议：一是尽量不跷二郎腿；二是如果非要跷，也不能多跷。
　　算了，你们开心就好。

为什么脑子里会自动"单句循环"一句歌词？

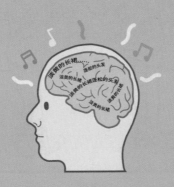

很多人都有被"神曲"轰炸的经历。

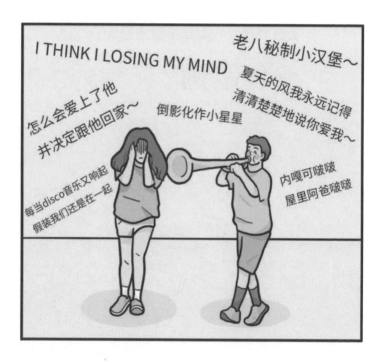

很多人大概还记得"淡黄的长裙，蓬松的头发"（打赌你一定是把这句歌词朗诵出来的）。

每隔一段时间，总有那么几首歌，只要旋律响起，就会让人不由自主地跟着哼唱起来。

不过，让人感到诡异的是：有时外界没有人在放那首歌，你的大脑也可能突然开启歌词"单句循环"，有人甚至会因此而失眠。

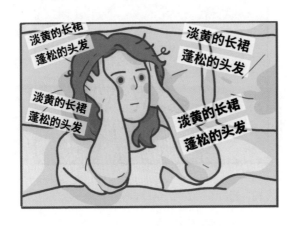

这种现象叫作"耳虫"。"耳虫"一词是从德文直译过来的，并不是真的耳朵里面长虫。这个词很直观地描述了这种挥之不去的感觉，它的学名叫"不自觉的音乐幻想"。

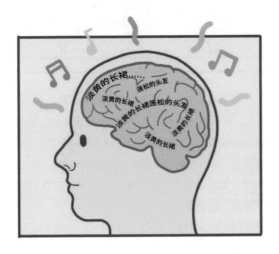

很多时候，耳虫是自发的，与当前在做、在想的事情毫无关系。

可能你刷着刷着牙，脑子里就响起了……

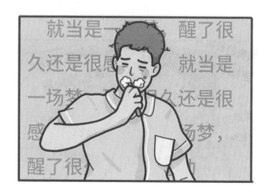

研究发现，超过 90% 的人每周会至少体验一次耳虫。

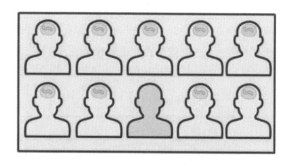

其中，经常听音乐的人，耳虫的发生频率更高。

2015 年，英国的研究人员通过磁共振检查发现，耳虫出现的频率可能与大脑额颞区、扣带回和海马旁回的结构有关。比如，频繁出现耳虫现象的人，左侧角回的厚度会相对薄一些。

旋律简单、重复的音乐特别容易触发耳虫。这正是某些流行歌曲或洗脑"神曲"的特点。

英国一项针对 3000 人的调查（2010—2013 年）发现，在英国，非常受欢迎的音乐容易触发耳虫，其中最知名的非 Lady Gaga 的 *Bad Romance* 莫属。如果你听过几次，肯定也能哼出这首歌的头几句："RahRahOOLaLa，RahRahOOLaLa，GaGaOOLaLa……"

国内那些传唱度很高的歌曲也是这样。

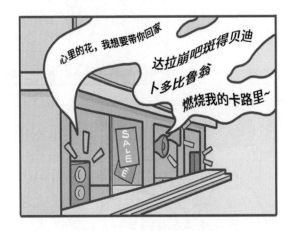

除了歌曲的节奏外，还有几种情况也容易触发耳虫。例如，最近总是在单曲循环某首歌，那么这首歌可能就会使你产生耳虫。

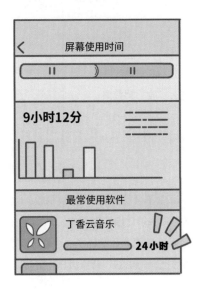

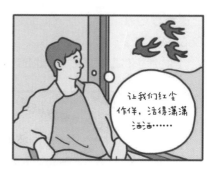

有些耳虫是和记忆绑定的，比方说想到"小燕子"，你的脑海中可能就会响起——

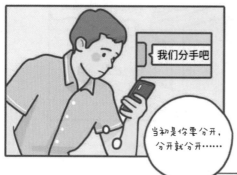

不同的情绪或事件，也会让你脑海中响起不一样的"背景音乐"。

甚至在你发呆走神的时候，一片空白的大脑也会突然"放"起歌来。

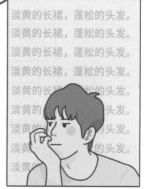

大多数时候，耳虫不会给人带来什么困扰。一些研究中，部分被调查对象甚至认为耳虫能让自己感到愉悦。

但也有一部分人（大概 1/3 的样子）会因为频繁出现耳虫而感到焦虑，他们非常想把脑海里的"背景音乐"关掉。

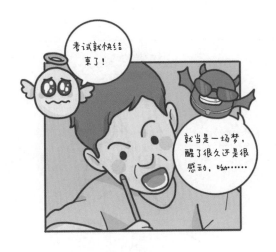

为了赶走耳虫，人们做过各种尝试——

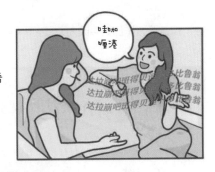

有人会跟别人聊天，希望借此来转移注意力。

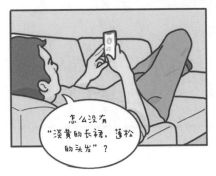

有人会找出这首歌，从头到尾听一遍，期待歌曲播放完后，大脑中的"背景音乐"也能停下来。

还有一些人纯靠意志力去压制。

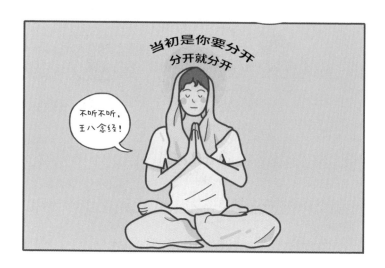

但这些方法的效果因人而异，而且多数情况下用处并不大。

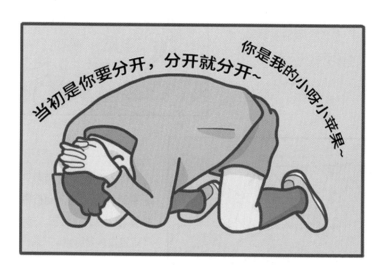

那到底该怎么办呢？

有研究者建议通过嚼口香糖来
解决耳虫问题。但是，如果经常嚼
口香糖，可能会让你的咬肌变大。

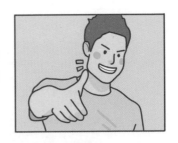

如果只是循环播放音乐，那倒还好。最让人崩溃的是，这种音
乐的传播方法，在生活中还有很多其他应用，比方说打广告。

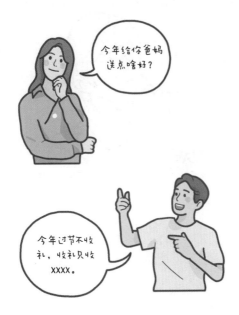

如果你很不幸，脑子里一直在单曲循环一首很烦人的歌曲，采
用什么方法也没有效果，那只能祝你顺利切换到下一首不那么烦人
的歌曲了。

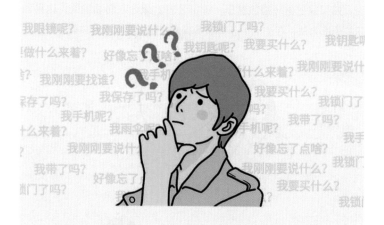

第四章

尴尴尬尬的
身体小问题

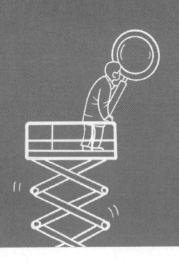

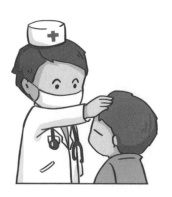

憋住的便便
都去哪儿了？

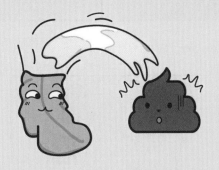

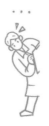

人生在世，总有一些事让你不得不一忍再忍。

忍一时风平浪静，忍一时海阔天空。

就连"三急"也不例外！

和老板开会时，突然尿意盎然——

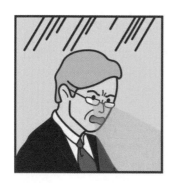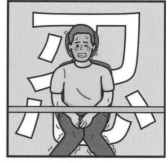

周围鸦雀无声，而你却屁意勃勃——

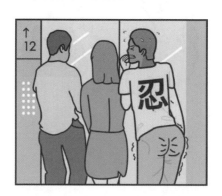

眼看着要迟到，着急出门，屎意却突然来袭——

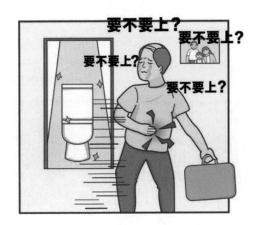

不过，拉屎这事很讲究天时、地利、人和。

忍一时风平浪静，忍久了却容易出事。

等到忙完再去厕所，辛苦挣扎一番后，却常常发现——

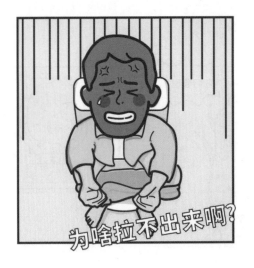

那么，问题来了：憋住的便便都去哪了？

拉屎是一场有仪式感的高级活动，活动场地主要在结肠和直肠。

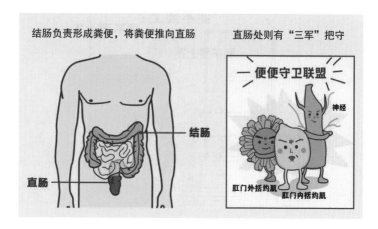

结肠负责形成粪便，将粪便推向直肠

直肠处则有"三军"把守

便便守卫联盟

神经

肛门外括约肌　　肛门内括约肌

结肠

直肠

当由结肠滚滚而来的便便到达直肠（大概离"菊花"4 厘米的地方），这场盛大活动就开始了！

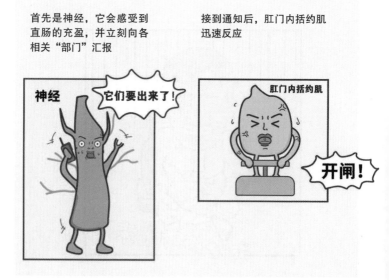

首先是神经，它会感受到直肠的充盈，并立刻向各相关"部门"汇报

接到通知后，肛门内括约肌迅速反应

神经

它们要出来了！

肛门内括约肌

开闸！

大脑接到信号后，审时度势，
发出指令

肛门外括约肌立刻舒张

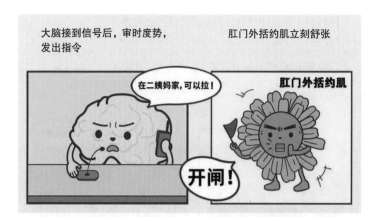

便便们奋力奔跑，冲过终点

如此，各方达成一致，方
可一泻千里

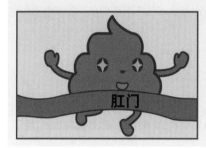
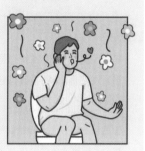

然而，如果在这千钧一发之际，大脑突然判断——"时机不对"，
肛门外括约肌就会卖力收缩，中止这场盛大活动。

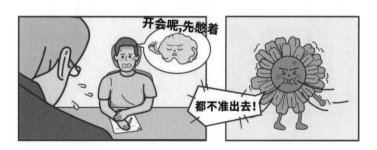

所以说，憋住的便便，它们还在你的肠道里。

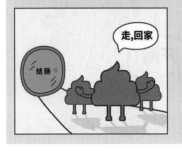
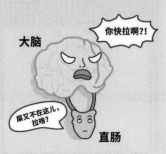

不要以为憋住的屎只是一时半会儿拉不出来而已，憋着憋着可能就便秘了。

拉屎这事，不少人都有固定的时间。

肛门处的肌肉和直肠神经也会到点工作，配合默契。

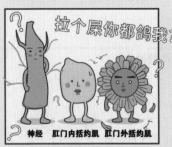
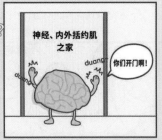

这还没完——

憋住的便便返回结肠后，其中的水分会被再次吸收

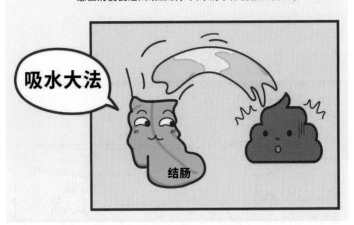

这会让憋回去的便便变成缺水"小腊便"。

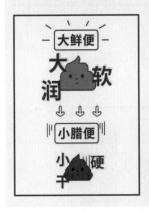

它们硬邦邦地堆在结肠里，不愿往前走。于是，就更拉不出来了。

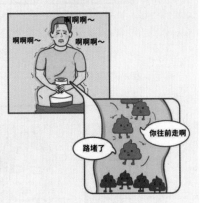

那该怎么办啊？

为了有效节约医疗资源，也为了每个人都能从容拉屎，我们真诚地建议大家：定时拉！不要憋！

如果你的排便生物钟已经被打乱，可以试试重新培养。

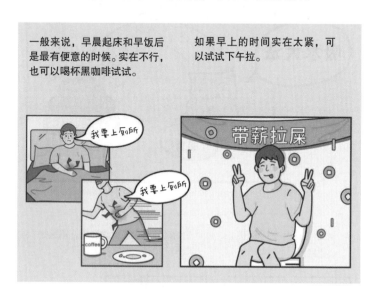

总之，找个你自己喜欢的时间，坚持下去就行。

最后，衷心祝愿各位都能——

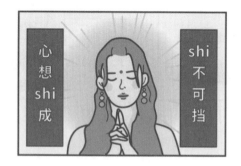

挖鼻孔，
好处只有一个

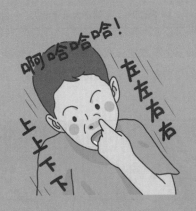

人在一生中会养成无数种习惯，但有一种习惯根本不用学，打小就会，那就是挖鼻孔。

1995 年，美国学者针对挖鼻孔问题做了一项调研。

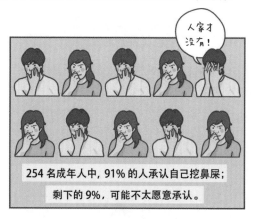

254 名成年人中，91% 的人承认自己挖鼻屎；

剩下的 9%，可能不太愿意承认。

另有一项关于小朋友挖鼻孔情况的调研，结果可能真实很多。200 名被调查的小朋友，几乎全都承认挖过鼻孔，而且每天的挖鼻孔次数不止 1 次。

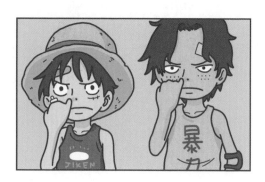

有人也许会问：挖鼻孔为何如此让人成瘾？

答案就一个字——

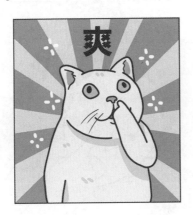

无论你是——

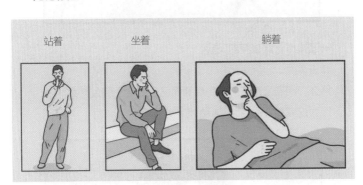

无论你周围有没有人，只要敏感的鼻黏膜感受到鼻屎的存在，就会立刻向大脑发出信号。

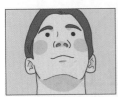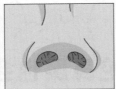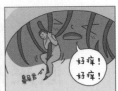

于是，挖鼻孔便开始了。

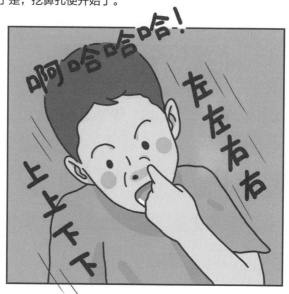

一通操作，真是爽到飞起！

弹走鼻屎，心满意足！

那么，问题又来了：挖个鼻孔而已，为啥会那么爽呢？

因为挖完鼻孔后，大脑会给你一些奖励。

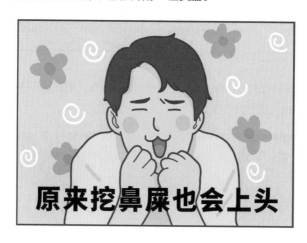

我们的身体上有很多感觉神经末梢非常丰富的区域，这些区域对外界刺激十分敏感，比如面部、手脚、隐私部位等。

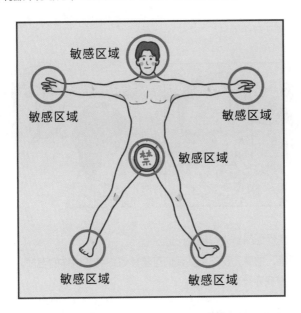

鼻腔的感觉神经末梢也很丰富。一旦手指在鼻腔内翩翩起舞，就会刺激鼻腔的感觉神经末梢。如果力道恰到好处，那种舒服的感觉就会沿着神经纤维传到大脑。

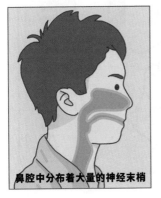

鼻腔中分布着大量的神经末梢

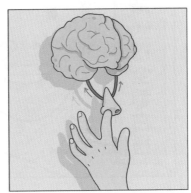

　　大脑的感觉中枢与情绪中枢从而被激活，它们会分泌一些让你快乐的物质，如多巴胺和内啡肽等。

　　更妙的是，大脑的记忆中枢会记录这种愉悦感，从而让你对下一次挖鼻孔产生期待。

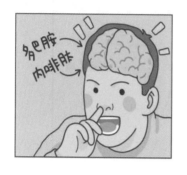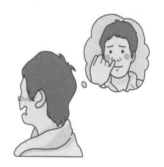

　　这就难怪很多人都热衷于此了。

　　但是，挖鼻孔虽然爽，我们可不建议你养成这样的习惯，因为挖鼻孔有很多坏处。

　🔍挖鼻孔有损形象

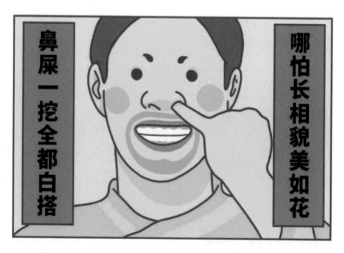

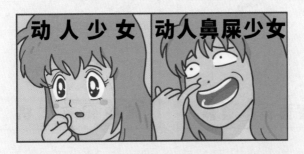

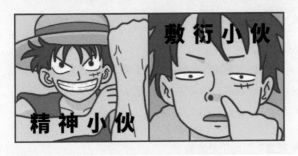

不过，很多人习惯我行我素。所以，对于他们来说，这不重要。

🔍 挖鼻孔污染环境

鼻屎粘到手上很难甩掉。有些调皮的人会把鼻屎放在指间轻轻一搓，然后弹出去。

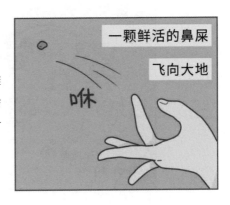

有些"阴险"的人，则喜欢将鼻屎蹭在桌面下边——风干他的寂寞。

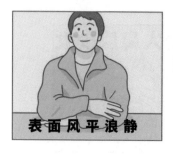

表面风平浪静

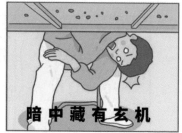

暗中藏有玄机

有些人比较"环保"，不忍心让鼻屎污染环境，于是把鼻屎吃了。

🔍挖鼻孔可能导致流鼻血

这很重要！

我们的鼻腔内覆盖着黏膜，黏膜下有丰富的血管和神经分布。如果你挖鼻孔时不注意，就可能损伤血管，导致流鼻血。

大多数人流鼻血都和挖鼻孔有关，特别是儿童和青少年。

🔍挖鼻孔可能引发感染

我们的手指上携带着各种"危险分子"，它们伺机侵入人体。

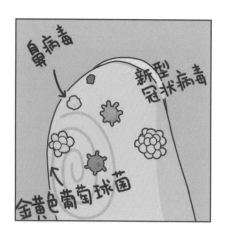

挖鼻孔，相当于你亲手把这些"危险分子"送进了鼻腔。虽然一般情况下我们的免疫系统会干掉它们，但如果你——

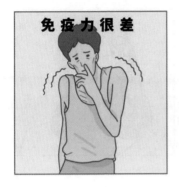

或者

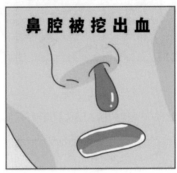

则可能引发严重的感染。

新型冠状病毒就能通过挖鼻孔而完成对人的感染。

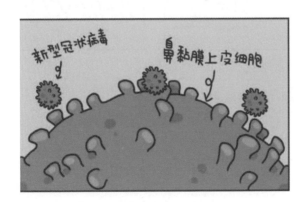

所以，能不挖咱还是不挖了吧！

不挖鼻孔的终极大招——保持鼻腔清洁，戴口罩能够减少鼻屎形成。

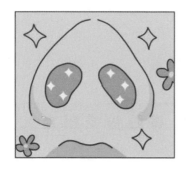
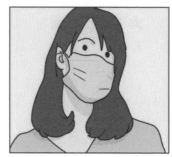

也可以往鼻腔里喷点生理盐水，等把鼻屎泡软了然后擤出去。如果你一定要挖，请先把手洗干净或者垫上干净的纸巾再挖。

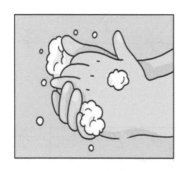
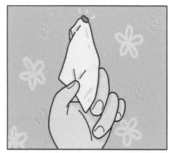

奇怪？写完这篇文章，竟然有种夺人所爱的感觉。

算了，你们开心就好！

一个人的脚
到底能有多臭？

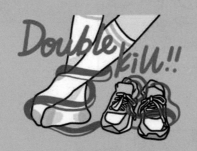

世界上有各种各样的脚——

有的很好吃，闻一下，口水直流；有的超可爱，吸一下，神清气爽。

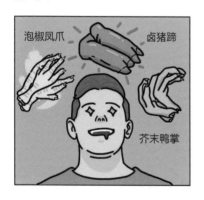

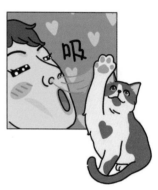

有的就厉害了——这个味儿，上头！

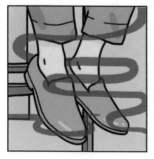

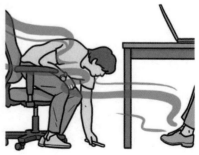

一个人的脚，到底能有多臭？

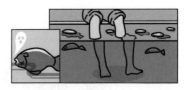

公交车可以说是脚臭的重灾区。脚臭和韭菜馅包子的味道是车上的两大"杀气"。

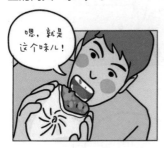

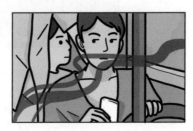

韭菜馅包子"醇厚"的味道是相似的，脚臭的味道则各有不同，有的还极具迷惑性。

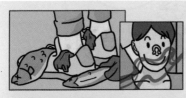

时而像酸菜炖咸鱼，清新的酸中带着一点点咸

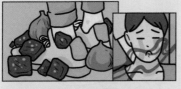

时而像臭豆腐炒洋葱，不仅刺鼻，还有点辣眼睛

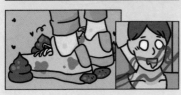

时而像三天没铲的猫便便，奇臭中夹杂着一丝不安分的酸

综合的特点有一个，就是闻久了令人窒息。

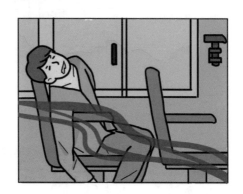

同样都是臭脚，为什么味道不一样呢？

因为"配方"不同。

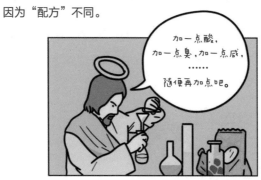

加一点酸，
加一点臭，加一点咸，
······
随便再加点吧。

我们的脚在不停地出汗和脱皮，这些汗液和皮屑是细菌眼中的大餐。

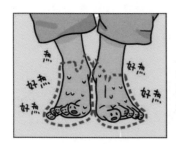

好热
好热
好热

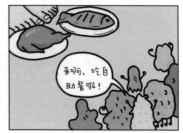

来啊，吃自助餐啦！

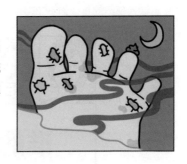

大快朵颐之后，它们会产出各种有气味的物质，其中的甲硫醇酸和异戊酸让我们的脚产生了独特的酸臭味。

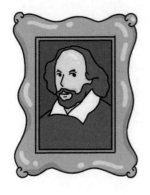

世上本没有臭脚，养的菌多了，也便有了味。
　　　　　　——莎士比亚没说过

屁的臭和脚的臭都是来自我们身体的"奇妙"味道。

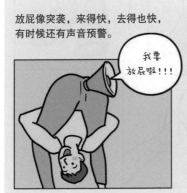

放屁像突袭，来得快，去得也快，有时候还有声音预警。

我要放屁啦！！！

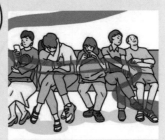

而脚臭总是无声无息，随风而至，连绵不绝。

更让人郁闷的是，你不知道到底是谁的脚这么臭。

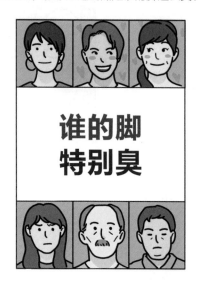

从科学角度分析，以下这些人的脚更容易有味道——

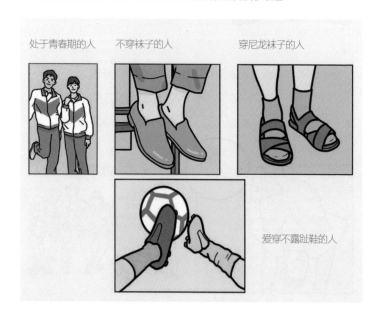

处于青春期的人　　不穿袜子的人　　　　穿尼龙袜子的人

爱穿不露趾鞋的人

如果这些条件结合在一起，那一定会造就脚臭的"臭中之臭"。刚上完体育课的年轻人一旦脱掉鞋子，空气中肯定会弥漫着"致命"的气味。因此，他们又被称为"毒脚兽"。

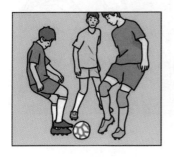
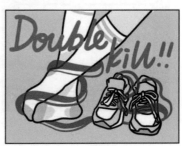

请大家仔细回想一下，那些年我们一起上课的教室。

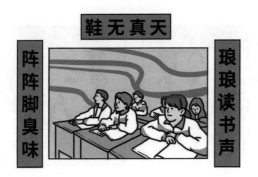

除了教室，以下这些地方也是脚臭高发区——

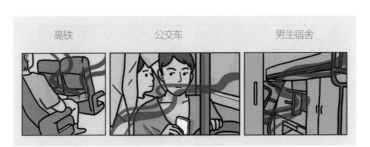

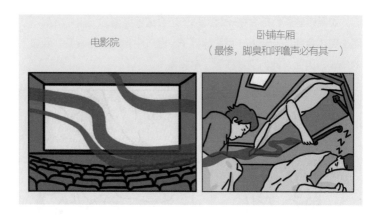

电影院

卧铺车厢
（最惨，脚臭和呼噜声必有其一）

为了躲避脚臭，人们想了很多办法，例如——

🔍堵住鼻子不呼吸。但脚臭是"会呼吸的痛"，憋得了一时，憋不了一世。

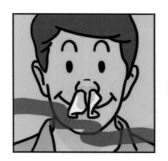

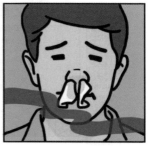

🔍用香水遮盖。但这会让味道变得复杂而浓郁，从化学攻击变成魔法攻击。

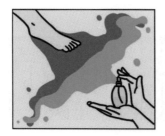

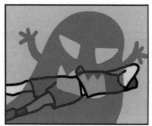

🔍置之门外。但容易伤及无辜。

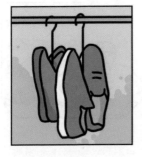 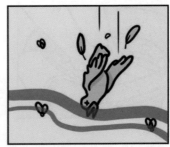

还有"终极大招"——泡脚。

泡脚这件事，可能每个家庭都有自己的配方——

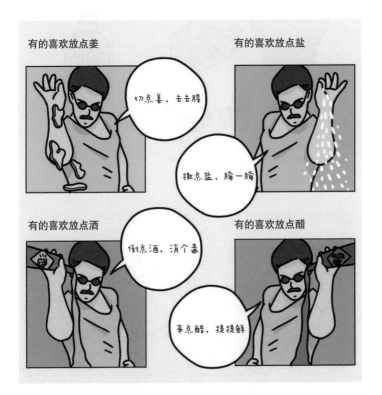

还有放其他奇奇怪怪的东西的，简直和猪蹄一个待遇。

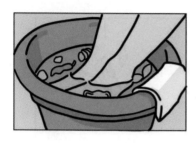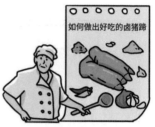

其实，以上这些方法基本都没用，有用的只有——好好洗脚。

如果要消灭的是"毒脚兽"，那还是加点消毒液吧！

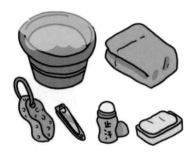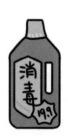

脚臭不是病，臭起来真要命！

但是，有三种"重口味"动物特别喜欢脚臭。例如——

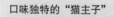

口味独特的"猫主子"

靠脚臭味（追踪二氧化碳）寻找食物的蚊子

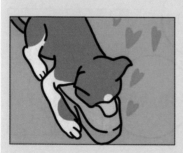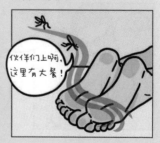

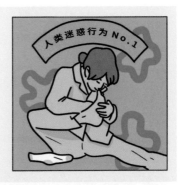

以及我们自己（毕竟每天脱掉袜子后，一定要先闻一闻）

小知识

★我们的脚上有超过 25 万个汗腺，每天分泌的汗液有小半瓶（大约 200 毫升）。青少年更容易出汗，脚也更容易有味道。

★脚臭、脚气、脚气病是不一样的。脚臭是细菌造成的，主要表现是臭；脚气是真菌感染造成的，主要症状是痒、脱皮和起水疱；脚气病则是因为缺乏维生素 B_1。泡脚不能治疗脚气和脚气病，放了生姜、陈醋也不行，还是去看医生吧。

★要想去除脚臭，洗脚也是有技巧的。去除脚臭的关键在于抑菌和止汗。要定期剪趾甲，清理趾甲缝，去除死皮；每次洗脚的时间不少于 15 分钟，洗完后一定要擦干；每天换袜子，鞋不要连续穿 2 天；脚臭严重时，可以使用抑菌皂或消毒液。要穿透气性好的鞋子，袜子可以选棉质的；如果经常出汗，可以试试止汗喷雾；脚汗严重者，应该去看医生。

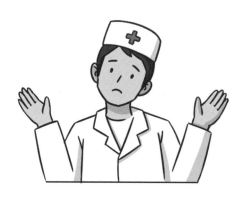

不能吃火锅，
原因只有一个

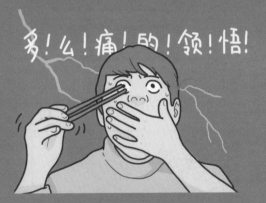

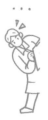

此情此景，应该高歌一曲。

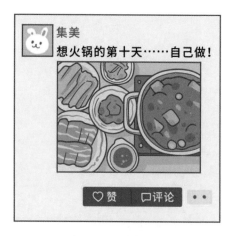

但这个世界上，快乐总是伴随着各种各样的意外。

例如，一群人正在快快乐乐地吃着火锅唱着歌。

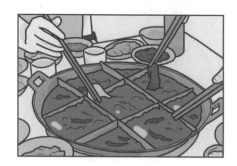

结果突然有个人露出了痛苦的表情，那不是因为火锅太难吃了，而是他咬到了自己的口腔溃疡。

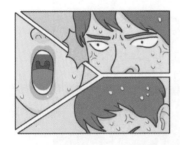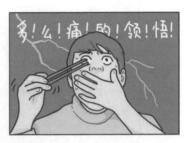

大多数人的口腔溃疡都属于复发性阿弗他溃疡。

"阿弗他"一词来自希腊语，意思很简单——灼痛。

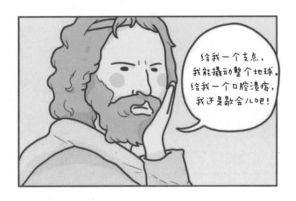

别看口腔溃疡"身材娇小"，它却非常有个性：黄灰色的假膜围着红色的充血带，微微凹陷的形状，直击灵魂的刺痛……

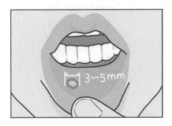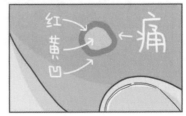

五个人中就有一个感受过它的威力。

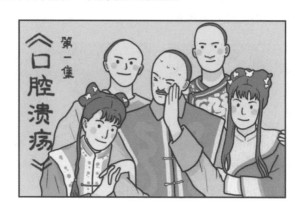

口腔溃疡的痛说来就来。

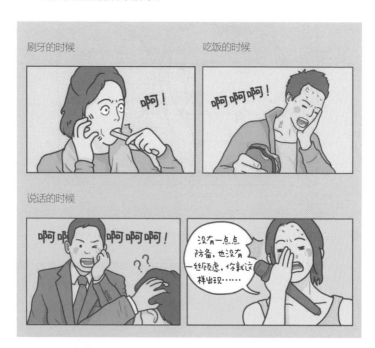

简直让人防不胜防！

大多数口腔溃疡长在嘴唇和脸颊内侧的黏膜处，但有一些长的位置特别奇葩，比如——

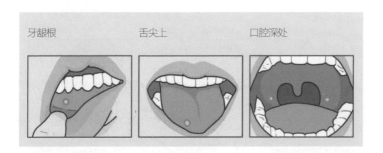

那滋味，简直就是会呼吸的痛！
关于口腔溃疡，最常听到的说法是——

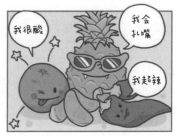

但真相很残酷，补充维生素可能没啥大用，一些刺激性的蔬果，如菠萝、橘子、辣椒等，反而可能刺激伤口，加重溃疡。

医生也搞不懂为什么会长口腔溃疡。

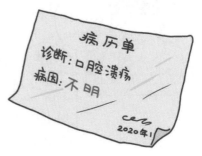

口腔溃疡的出现可能是多种病因综合导致的。

可能是身体出现了异常的
免疫反应

可能与情绪和环境有关
（密集加班期、考试期高发）

可能是因为遗传
（一家人疼得整整齐齐）

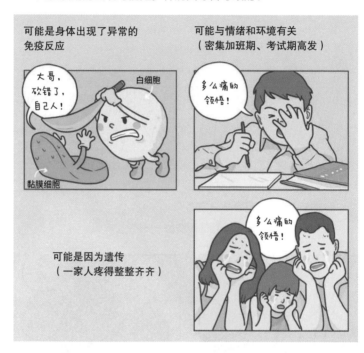

更让人郁闷的是，口腔溃疡目前还没有有效的治疗方法。好消息是，它一般会在发病第 4 ~ 5 天开始消退，7 ~ 14 天后自动愈合。坏消息是，即便好了也不能安心，因为它会复发。

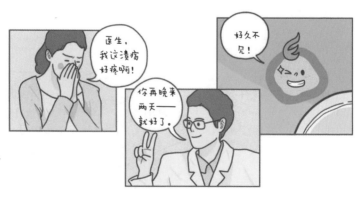

除了身体上的痛苦，口腔溃疡还会严重影响患者的社交生活。

首先，不敢说话。每一次和牙齿的相逢，都会带来直击灵魂的痛。

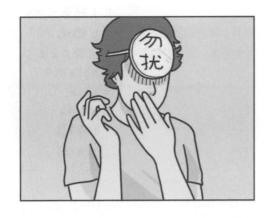

其次，没有表情。脸上看着风平浪静，其实心里痛到骂人。

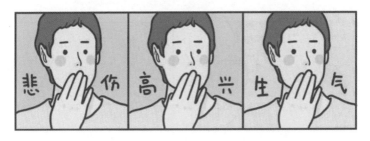

别人以为他变"高冷"了，实际上他是害怕一张嘴眼泪就下来了。

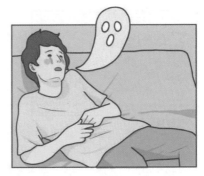

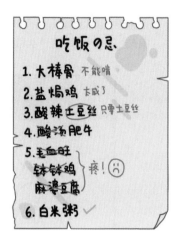

至于聚餐，就更别想了。吃饭不是在享受美食，而是往伤口上撒盐。

最痛苦的是吃麻辣香锅，那感觉简直堪比辣椒水酷刑。好不容易等到溃疡好了，结果又长了两处新的……

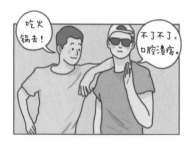

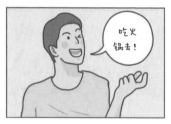

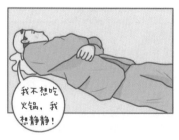

每个患过口腔溃疡的人，都是直面痛苦的勇士！

正确缓解口腔溃疡的小方法

① 服用止痛药。常见的有效药物成分有达克罗宁、利多卡因、苯海拉明等。

② 使用激素。使用糖皮质激素可以有效促进溃疡面愈合，常用的有地塞米松、氯倍他索、曲安奈德等。

③ 杀菌。针对杀菌，常见的有效药物成分有西地碘、葡萄糖酸氯己定等。

以下情况要警惕

有些口腔问题看起来很像普通的溃疡，但它们可能藏着大问题。出现下面这些情况，要及时看医生：

★ 溃疡大（直径超过 5 毫米）；

★ 超过两周还没有愈合；

★ 溃疡表面不平整。

最后再提醒一句，口腔溃疡与压力、情绪有关。因此，大家千万记得："做人嘛，最重要的就是——开心。"

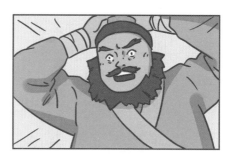

第五章

接纳不完美，和自己好好在一起

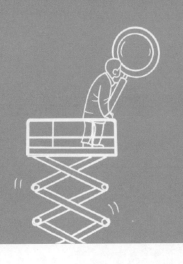

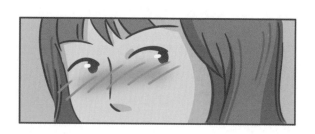

脸越来越大，
是一个人
成熟的标志

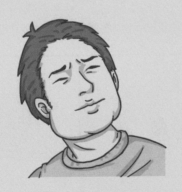

随着年龄的增长，人逐渐会面临三大危机——

肚子越来越圆	头发越来越少	脸盘越来越大

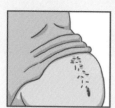 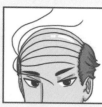 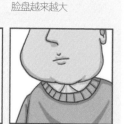

这种伴随年龄增长而出现的进行性脸大，在民间有一个形象的叫法——发腮。

发腮，原本指雄性猫咪在成长的过程中双腮逐渐膨大。

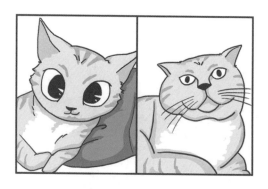

这一现象在人类世界中也很常见，如果你关注娱乐圈，就会发现，隔三岔五地有明星因为发腮而上热搜。

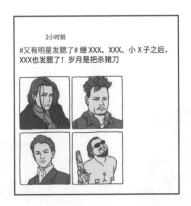

看着昔日的偶像相继放弃腮部管理，人们不禁感叹：发腮是人类的宿命！

那么，发腮的背后，究竟是一种什么样的神秘力量在作祟呢？让我们一起"走近科学"。

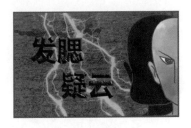

从解剖结构上说，腮部从内到外依次是骨骼、肌肉、脂肪和皮肤。

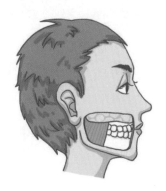

究竟谁是导致发腮的元凶呢？我们一个一个来看。

决定腮部大小的骨头主要是下颌骨。

人类下颌骨的"黄金发育阶段"是幼年时期，青春后期到成年期也有比较明显的生长，尤其是男性，再长个 3 ~ 6 厘米不成问题。

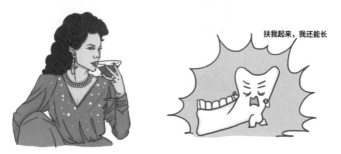

所以，很多童星（尤其是男童星），长着长着就长"残"了。

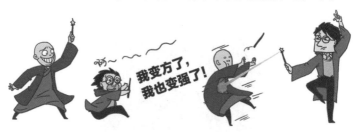

不过，下颌骨在成年之后就基本定型了。所以，中年发腮跟它关系不大。

既然中年发腮不是下颌骨的错，那趴在它上面的咬肌就显得非常可疑了。

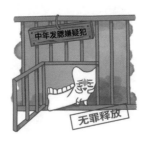

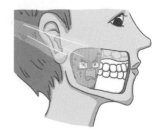

咬肌，顾名思义，就是咀嚼时用的肌肉。

在日复一日、年复一年的辛苦咀嚼中，咬肌也在悄悄地成长。

对很多人来说，咬肌可能是身上锻炼得最勤的一块肌肉。

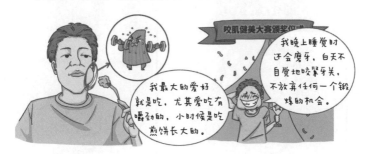

和其他肌肉一样，受雄激素的影响，男人的肌肉变大总比女人来得容易。所以，男人的咬肌通常要发达一些。

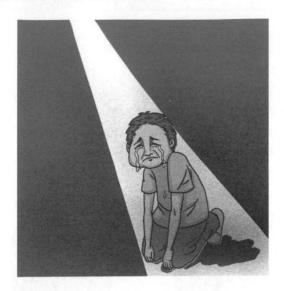

但光靠咬肌也不足以让中年人的腮发得那么明显，这就得说一说咬肌之上的脂肪了。

对很多人来说，体重秤上的数字已经暴露出一部分答案。

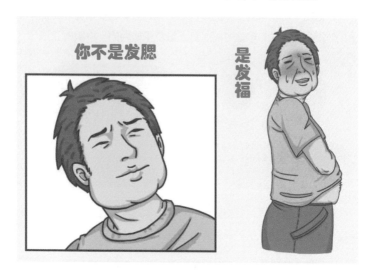

但事情可没那么简单，因为有些人即使瘦下来了，腮还是回不去。这是因为——腮松了！

我们面部的皮肤和脂肪等软组织，原本是被胶原蛋白和弹性纤维形成的框架以及肌肉之上的筋膜层固定着的。

但是，随着年龄的增长，胶原蛋白降解流失，弹性纤维老化断裂，细胞间的支架结构逐渐分崩离析，筋膜层的张力也不断减小，开始松弛。

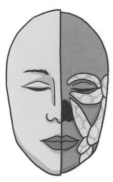
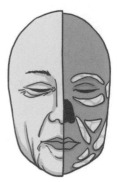

同时，颌骨会有一定程度的吸收，失去对软组织的支撑。

这一切，使得整张脸松弛下垂，腮也越来越方。所以，发腮背后的元凶，其实是岁月！

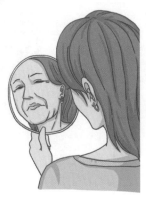

这样看来，发腮几乎是很难避免的。

不过，凡事要往好处想。

发腮也不全然是件坏事。

在猫的世界里，腮越大的公猫，越具有成熟的性魅力。

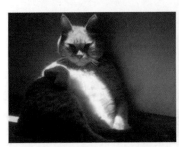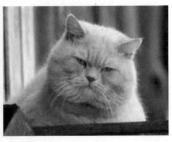

发腮又何尝不是一个人成熟的标志呢！

比如，发腮的人往往能够独当一面。[1]

发腮的人，相对来说，面子大，德高望重。[2]

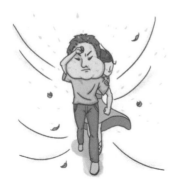

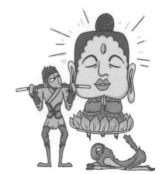

另外，脸越大，能够接受阳光照射的皮肤表面积就越大，[3] 而阳光有助于人体合成 5- 羟色胺——一种能让人心情愉悦的激素。这符合现代社会的基本要求。

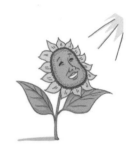

注：[1][2][3] 纯属扯淡，你不会真信了吧?

小知识

★如果是青春期就把咬肌搞大了，过于有力的咬肌可能会把还处于可塑期的下颌骨带得肥大外翻。

★大部分人的发腮都是综合型的，就是既有咬肌发达，又有脂肪堆积，还有组织老化下垂。好在这些都有办法解决。如果实在看不下去，可以求助正规的医美机构。

晕车：
当代社交"绝症"

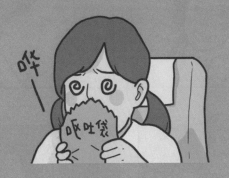

影视剧中经常会有这样的桥段——

漂亮的女主角和帅气的男主角在旅途中相识，然后展开一段浪漫的爱情故事。

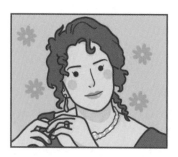

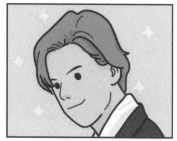

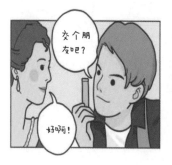

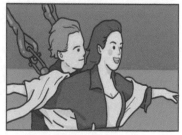

但对于晕车的人来说，这样的浪漫故事从一开始就不存在。

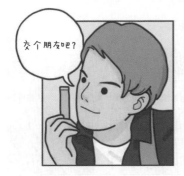

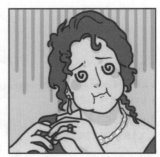

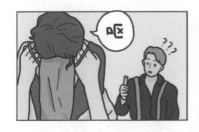

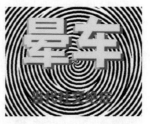

孔子曰——

但如果孔圣人的这位朋友晕车，这句话估计就会变成"有朋自远方来……卒于半路"。

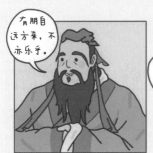

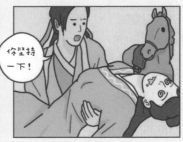

科技发展几千年，但对于晕车的人来说，出行的禁忌却变多了。
最惨的是儿童和女性，他们是晕车的主要群体。

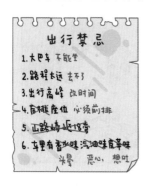
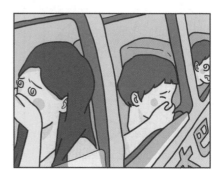

不少人的童年回忆，都少不了晕车的故事，要么是自己晕到生无可恋，要么是看别人吐到昏天黑地。

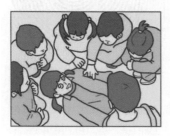
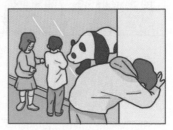

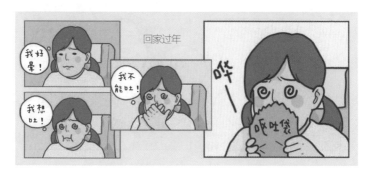

晕车的人，只要一上车，就仿佛失去了对身体的控制权。

晕车会严重影响出行和交友。

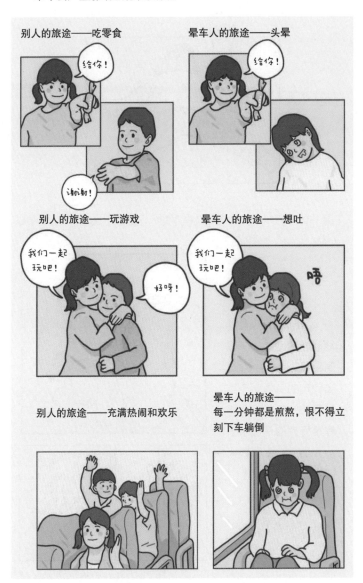

别人的旅途——吃零食

晕车人的旅途——头晕

别人的旅途——玩游戏

晕车人的旅途——想吐

别人的旅途——充满热闹和欢乐

晕车人的旅途——每一分钟都是煎熬，恨不得立刻下车躺倒好不容易坚持到目的地，刚缓过劲来，又该上车返程了。

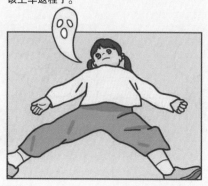

晕车的学名叫"晕动病"。晕车的人，晕的不是车，而是运动。

人体有两个器官能够感知运动——眼睛和耳朵深处的前庭。当我们的身体处于某种状态，但这两个器官接受到的信息却不一样时，就会导致大脑出现错误判断。

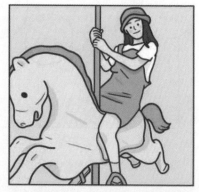

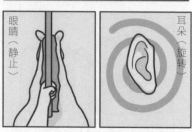

眼睛（静止）　　耳朵（旋转）

晕车的人不仅晕车，还可能晕其他交通工具，如船、飞机……对于这些人来说，宁可走路半小时，也不想坐车五分钟。

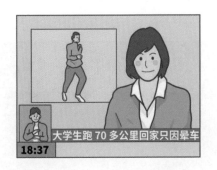

大学生跑 70 多公里回家只因晕车

18:37

严重一点的，还会晕游戏，过山车、海盗船、VR 游戏，连荡秋千都能晕。对于他们来说，所有会动的娱乐项目，可能都与之无缘了。

有些晕车的人甚至有了心理阴影，闻到车味就开始晕，看见"晕车"这两个字就反酸。

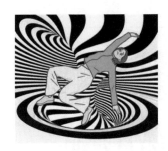
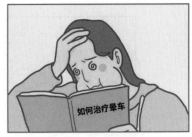

如何治疗晕车

几乎每个人都会遇到晕车的情况，其中 1/3 的人特别容易晕。

如果你没晕过，那可能是运动还不够剧烈。

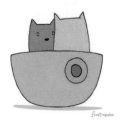

晕就晕吧，为啥要吐呢？

目前的一种猜测是，被耳朵和眼睛搞晕的大脑，以为中毒出现了幻觉。

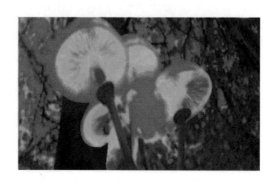

吐出来是一种保命的方式。

有些人随着年龄的增长会不再晕车，这可能是因为成年之前神经系统尚未发育成熟。

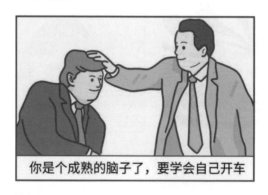

你是个成熟的脑子了，要学会自己开车

也可能是在一次又一次的晕车中，吐着吐着就习惯了。重复能让前庭的反应逐渐减轻。

但还是有一些人，晕车的原因与年龄因素无关，无论在什么年纪，他们都依旧会因为晕车而不想出门。

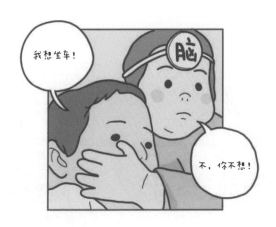

　　如果遇到必须要参加的情况，例如团建，司机的每一脚油门、每一脚刹车、路上的每一个石子都会牵动五脏六腑，让胃里的东西不断翻涌。

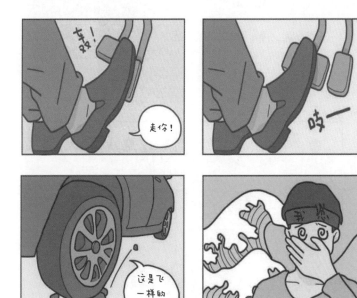

最可怕的是，一些日常的娱乐设备，还能给晕车带来魔法加成。

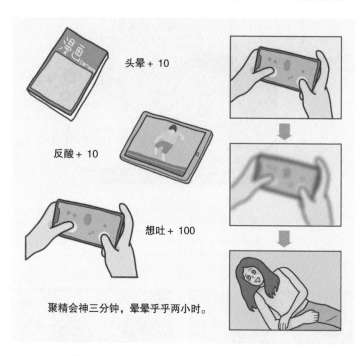

聚精会神三分钟，晕晕乎乎两小时。

被晕车从小折磨到大的人，会被迫远离各种社交活动。

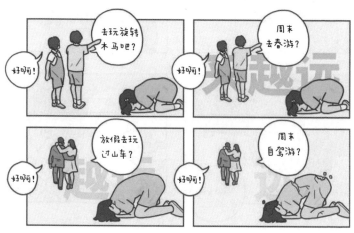

无论是周末还是假期，最好的休闲方式是宅在家里看别人堵车。

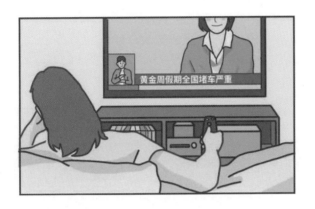

小知识

★ 在探索新大陆的旅途中，达尔文曾经备受严重晕船问题的困扰。如果不是因为他强大的意志力，《物种起源》可能就没了。

★ 为什么女性比男性更容易晕车？目前科学界对此尚未形成定论。这里提供两项广为流传的研究成果，仅供大家参考。有研究认为，晕车与遗传基因突变有关，而女性体内可能存在更多潜在的"晕车基因"。还有一种"姿势稳定性理论"认为，女性的重心普遍比男性高，所以更难保持姿势稳定。晃啊晃啊晃地，就晃晕了。

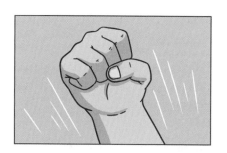

你根本想不到，
男人们为了增高
有多努力

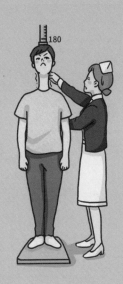

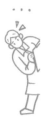

根据国家统计局的最新统计数据，我国男性的平均身高为 169.7 厘米，其中，山东省男性的平均身高最高，为 175.44 厘米。但是，如果你留意社交软件上的个人信息，就会发现很多男性的身高信息都保持在 182 厘米。

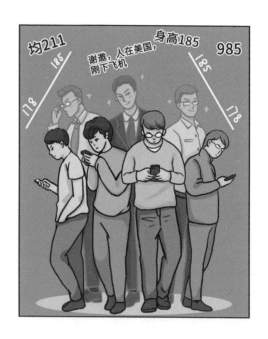

这多出来的"神秘高度"到底是怎么回事呢？

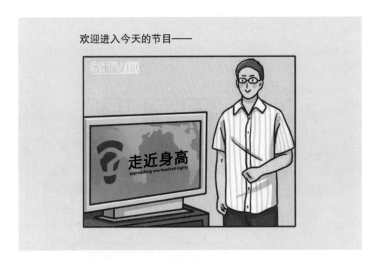

让一个身高不足 180 厘米的男生坦然地自报身高比让一个身材丰腴的女生自报体重可难多了。

尤其是一些身高接近 180 厘米的男生，对于他们来说，身高是件非常"严谨"的事。

年龄有虚岁、周岁，身高当然也要分"净身高""平底鞋身高"和"球鞋身高"。

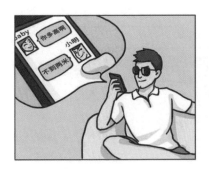

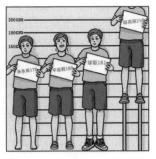

为了追求身高达到 180 厘米，这些男生可谓使尽了浑身解数。

测身高的时候脖子拼命往长伸

苦苦哀求体检老师把少的那 2 厘米加上去

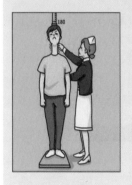

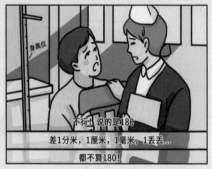

尝试各种吊诡的发型

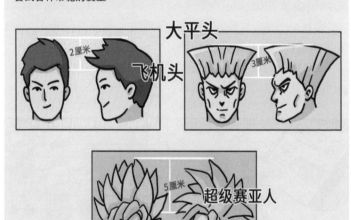

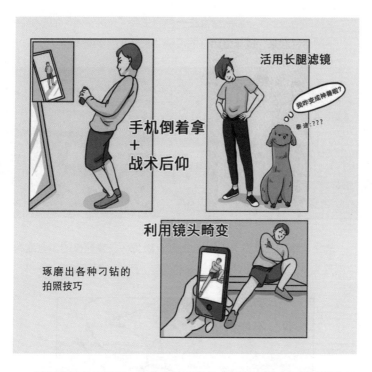

甚至练就了只要看一眼鞋的版型就能立刻判断好不好放内增高的"可怕"技能。

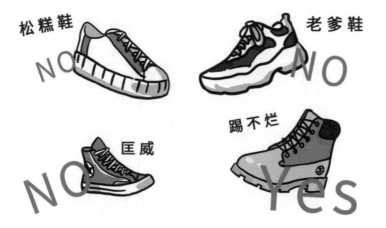

这样的情况多了，就会给女生一种男生会"身高玄术"的感觉。不过话说回来，成年之后真的没法"长个儿"了吗？

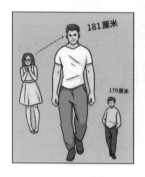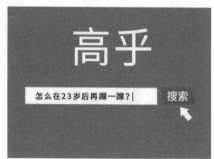

从生理结构上来说，人体是由 206 块骨头支撑起来的。身高实际就是头骨、脊柱和下肢骨加起来的长度。所以，要想长高——

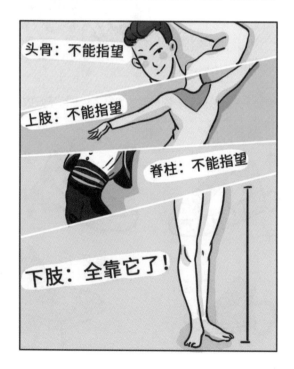

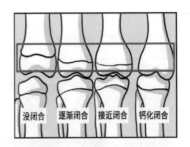

但一个令人悲伤的事实是——骨骺线闭合之后，真的没办法再长高了。

如果在童年时期，滥用一些含有性激素的"增高药"，不仅会加速骨骺线的闭合，还有可能让你的胸忽忽悠悠地变大！

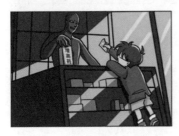

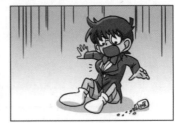

不过，虽然生理增高不行了，但"视觉增高"还是可以的。

我们知道，人的审美会受到"视觉比例"的影响。

身材存在一个黄金比例，比如——

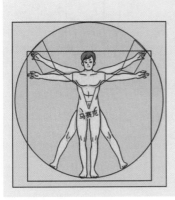

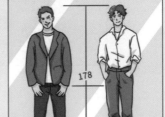

腿越长，看起来就越高

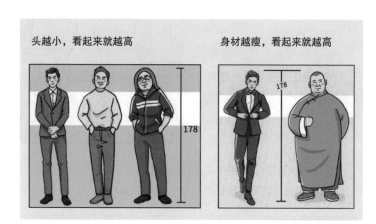

头越小，看起来就越高

身材越瘦，看起来就越高

所以，绝对高度固然重要，身材比例也很关键。

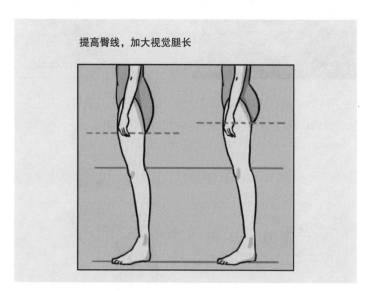

提高臀线，加大视觉腿长

臀部训练指南

下面的四个精准臀部练习，不仅可以练出翘臀，还能够提高臀线。

练习 1　蛙式臀桥

仰卧在瑜伽垫上，双膝支起，双脚脚后跟并拢，双手按住瑜伽垫。发力，臀部向上顶。在动作的最高点夹紧屁股，感受臀肌的紧张，然后让臀部回到地面。重复练习，8 ~ 12 次为 1 组，共做 3 组。

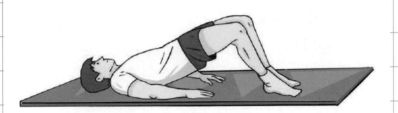

练习 2　蛙式开合

妩媚地侧躺在瑜伽垫上，双脚并拢，保持骨盆稳定。臀部外侧发力，慢慢开合双腿。

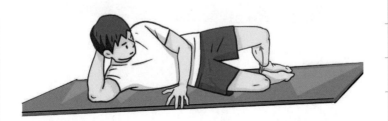

如果觉得锻炼强度不够大，可以用手按住上方大腿外侧进行练习。重复练习，8 ~ 12 次为 1 组，每侧做 3 组。

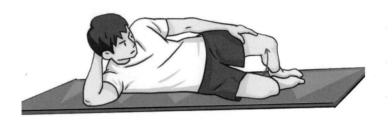

练习 3　小狗撒尿

趴跪在瑜伽垫上，四肢撑起。保持核心部位稳定、腰部笔直。缓缓抬起左腿，直至臀部有紧张感，然后收回。重复练习，8 ~ 12 次为 1 组，每侧做 3 组。

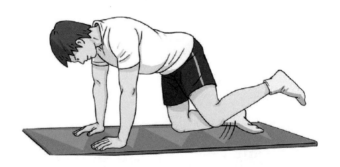

练习 4　老板您好

呈直立站姿，双脚打开与肩同宽，双臂与地面平行，交叉抱于胸前。保持小腿与地面垂直，上半身向前俯，期间保证腰部挺直，

直至大腿后部和臀部感到紧张，然后恢复站立姿势。重复练习，8 ~ 12
次为 1 组，共做 3 组。

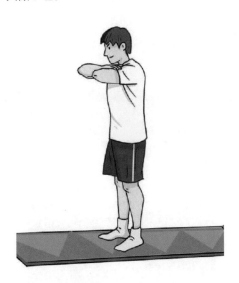

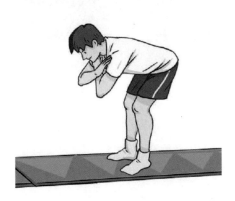

身高这件事，"三分天注定，七分靠打拼"。

如果长高没戏了，那就拼一下身材吧！

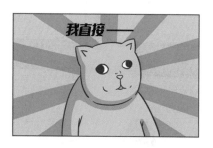

没有一个近视的人
能笑着走出理发店

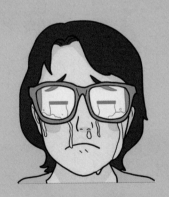

如果你走在马路上，远远地看到前面有个熟人……

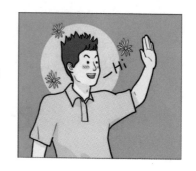

却发现他对你——

视而不见

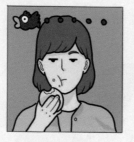

怒目而视

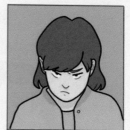

不屑一顾

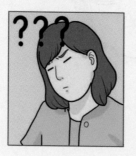

或者做鬼脸

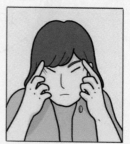

请不要太在意，因为这不一定是他对你有意见，而可能是他没有戴眼镜。

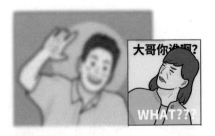

俗话说："眼睛是心灵的窗户。"但近视的人，窗户上装的是"毛玻璃"。

视力正常的人，眼中的世界是超高清的"VIP 模式"

而近视的人，眼中的世界是"省流量模式"

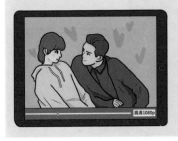

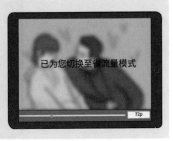

近视的人，如果出门忘记戴眼镜，那生活的一切只能靠手机。

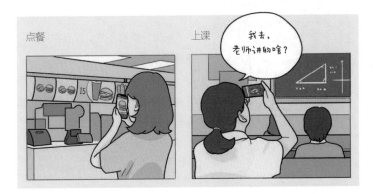

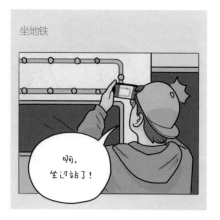

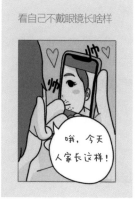

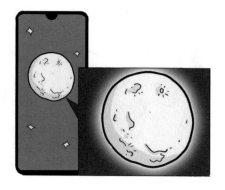

所以，近视的人一定要买一个有高清摄像头的手机，这样才能保证照片放大后也可以看得清。

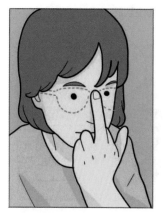

如果只是看不清，那其实还好，要命的是伴随近视而来的尴尬。

例如，不戴眼镜时，也会下意识地去扶眼镜（如果用错手指头就更尴尬了）。

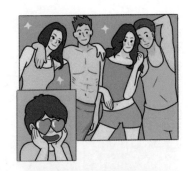

裸眼自带磨皮和美颜功能，全世界都是俊男靓女。

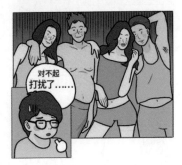

但戴上眼镜之后——

每次去理发也很痛苦——

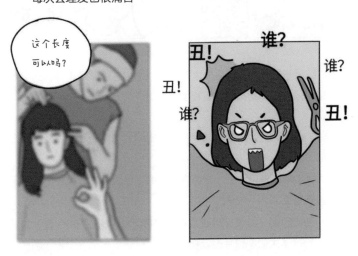

可以说，没有一个近视的人能够笑着走出理发店。

最尴尬的是在街上认错人！

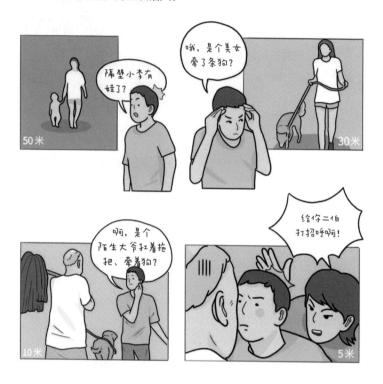

总结起来就是：五米之外六亲不认，十米之外雌雄不辨，三十米外人畜不分（具体距离要看近视度数）。

每个近视的人，都会在某个深夜发出"灵魂拷问"：我当年怎么就近视了呢？！

从医学角度讲，除了一些药物和疾病等原因外，近视主要与以下两个因素有关。

🔍 **遗传因素** 如果父母双方都是高度近视（超过600度），那么他们的孩子大概率也会是近视。

但尴尬的是，当代年轻人的父母，大多数都不近视。

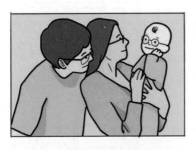
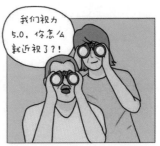

接下来就是更重要的因素！

🔍环境因素　大多数人发现自己近视，都是从看不清黑板开始的。

回顾那段紧张的青春岁月，大概是这样度过的——

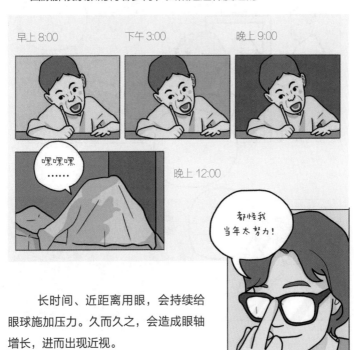

长时间、近距离用眼，会持续给眼球施加压力。久而久之，会造成眼轴增长，进而出现近视。

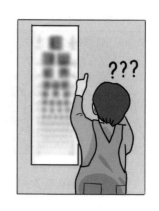

近视的人非常害怕一件事——测视力，因为视力表在他们的眼中是这样的——

看不清，这可咋测？

不过，很多近视的人都有自己的测视力必过"绝招"，比如——

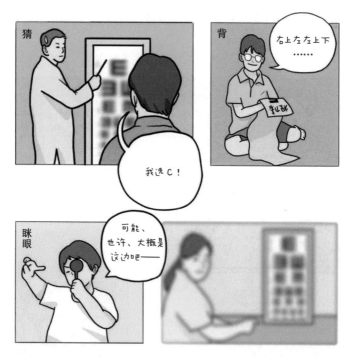

但如果近视度数太高，用什么办法都没用，因为他们连那根小棍都看不见。

近视一旦发生就无法治愈，所以关键在预防。除了要注意用眼卫生，多做户外运动也很重要。而且，最好从小抓起，然而从小到大……

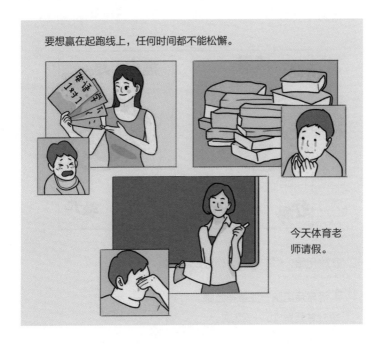

因为"户外"和"运动"都没办法保证，所以每个班的真实情况是这样的——

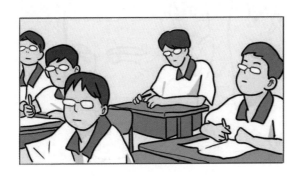

一般来讲，成年以后，近视的度数就不太变了。

但是，我们还是要注意保护眼睛，毕竟近视已经很令人痛苦了，再有点其他问题那真是"雪上加霜"。

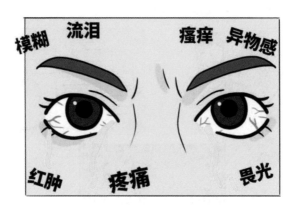

正确用眼，保护视力，你可以这样做。

🔍经常用电脑，注意多眨眼。

每分钟眨眼 15 ~ 20 次。

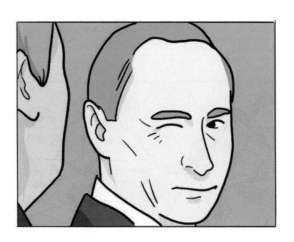

🔍注意执行"20-20-20"原则。

每隔 20 分钟看 20 英尺（约 6 米）外的景物 20 秒。

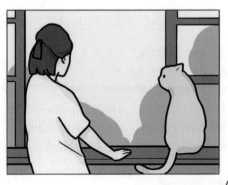

建议大家和朋友轮班休息，这样不仅可以一起保护视力，还可以——

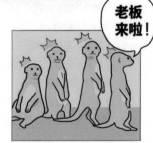

近视的人，生活中充满了不便：戴眼镜总是压鼻梁；看 3D 电影，眼镜一直往下滑；吃火锅，蒸汽熏得啥也看不清……

忘戴眼镜的时候就更郁闷了：总被人说"高冷""不礼貌"，其实根本看不清是谁；每个人看着都像印象派作品一样；吃菜总是吃到葱、姜、蒜……

调查显示，我国 5 岁以上的人口中，近视人数为 4 亿～5 亿。北京、上海等大城市，儿童青少年的近视率高达 70%。越来越多的人正在加入"近视大军"，"看不清"成了生活常态。

无论是还在读书的小朋友，还是已经成年的大朋友，有一双明亮、视物清晰的眼睛都非常重要。

保护眼睛的方法

1. 小朋友保护眼睛的方法

① 眼睛与书本的距离保持在 30 ~ 35 厘米。

② 不在乘车、走路或躺着时看书、玩手机。

③ 读书时使用双重照明（顶灯和台灯），保证光线充足。

④ 每看书或者做作业 45 ~ 50 分钟，休息 10 分钟。

⑤ 放松眼睛最好的方式包括去到户外沐浴自然光，也包括时常看远方。

⑥ 增加户外活动时间。

2. "社畜"保护眼睛的方法

① 多眨眼。每分钟 15 ~ 20 次。

② 多休息。记住"20-20-20"原则。

③ 调整电脑屏幕的位置。眼睛与屏幕的距离保持在 0.5 米左右，屏幕的中心在眼水平线下方 15 厘米左右。

④ 热敷。热敷能疏通鼻泪管，缓解眼睛干涩。

⑤ 合理使用人工泪液。

腿粗的女性
真的太不容易了

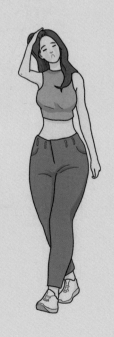

你永远都想不到，腿粗的女生有多吃亏。上身看起来弱弱小小的，拉到下身，"视觉体重"猛增 30 多斤。

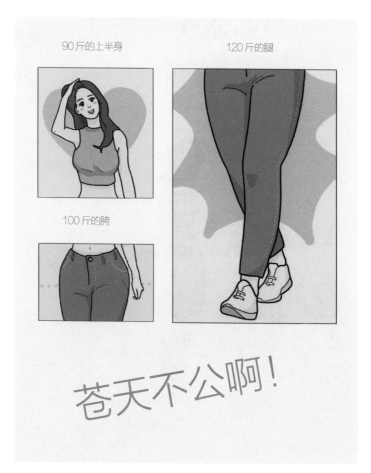

自己看的时候腿又细又美

别人看，是丰收的感觉

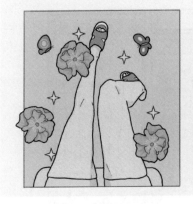

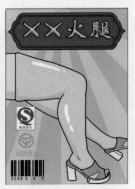

生活中最不方便的是——买裤子。

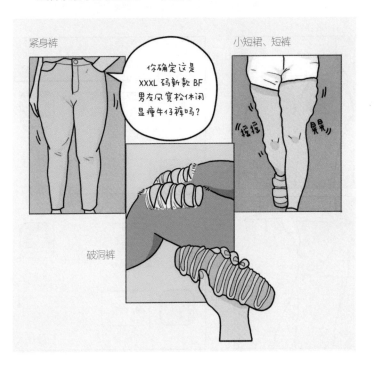

粗腿姑娘的衣柜里只有两类衣服——

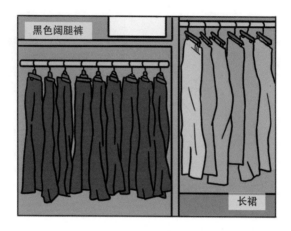

就算这样买衣服还是很麻烦，因为你的腿有它自己的想法。

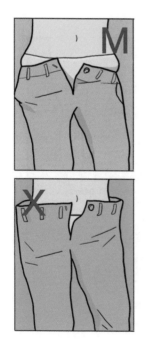

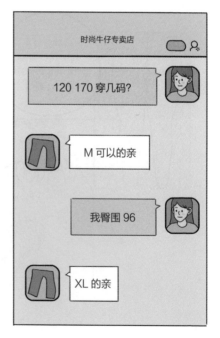

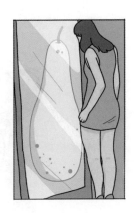

有人会认为腿粗屁股大就是因为胖。其实不然，女性因为雌激素水平高，脂肪不仅会在腹部堆积，更喜欢集中在臀部和大腿。就算 BMI 正常，但是看着就是壮。

为了减肥，腿粗女孩做过很多——

抹瘦腿霜、裹保鲜膜

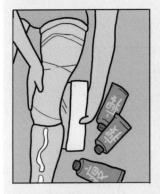

然而，胸减没了，下半身更壮了

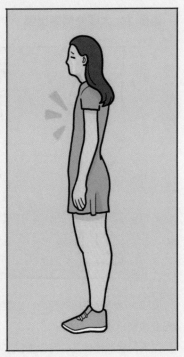

跑步、游泳、杠铃深蹲

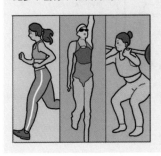

那么，腿粗真的没办法解决吗？

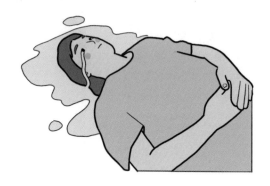

并不是！基因无法改变，但是你可以通过了解自己的体形来进行优化。

类型 1：大腿外侧突出型

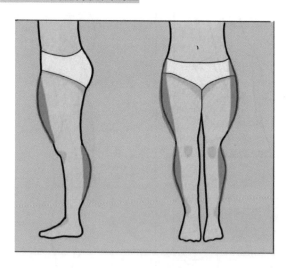

造成大腿外侧突出的原因，主要是核心肌群力量不足，身体的重量主要靠腿来承担。

如果你是这种体形，可以尝试进行以下训练。

练习1　站姿侧抬腿

自然站立，单手叉腰，脚尖微微内扣。依靠侧腹部肌肉的力量顺势带动下肢抬起。每组做 12 ~ 15 次，每天每侧做 3 组。

注意：千万不要靠惯性来甩腿，不然大腿外侧很容易抽筋。

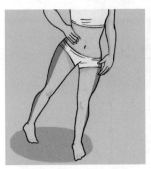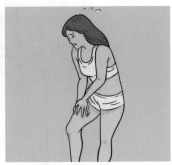

练习2　侧桥身体支撑

手肘弯曲 90°，侧撑起身体，让整个身体成一条直线。视线保持平行，腹部收紧。刚开始的时候，支撑时间可以很短（10 秒左右），以后逐渐增加支撑时间（可以到 2 分钟）。一组 30 秒，每次每侧做 2 ~ 3 组。

注意：练习时保持正常呼吸，不要憋气。

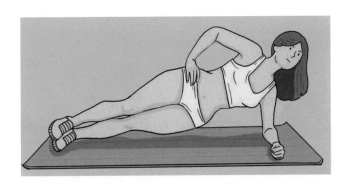

类型 2：假胯宽腿型

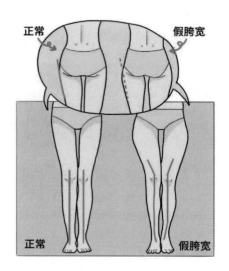

对于有假胯宽的姑娘们来说，最重要的就是改善膝盖内扣的问题。如果你是这种体形，可以尝试进行下面的练习。

练习1 夹枕头小幅度臀桥

双腿间放一个枕头（全程两腿夹紧），在保持臀部紧张的同时重复做臀桥动作。本练习 10 ~ 12 个为 1 组，每次做 3 ~ 5 组。

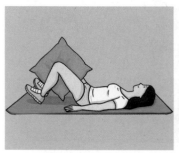
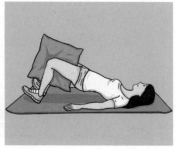

练习2 原地转膝盖

自然站立，努力夹紧臀部。想象两只脚在往地里钻，同时打开膝盖。本练习 10～15 个为 1 组，以做到臀部酸胀为宜。

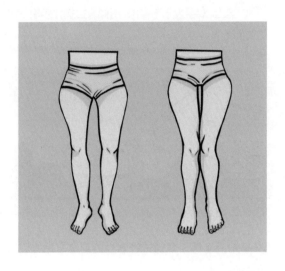

类型 3：下臀部肌肉发达型

造成这种腿型的原因，是核心肌群和上臀部肌肉没有被激活，因而参与走路和支撑身体时，下臀部肌肉的参与度特别高，久而久之，下臀部肌肉就会变得很发达。

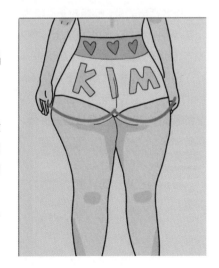

对于这种情况，可以通过提高对核心肌群和上臀部肌肉的感知来弱化下臀部肌肉发力，从而改善腿型。可以尝试进行如下练习。

睡前练习 骨盆滚动控制

平躺在瑜伽垫上，双手置于下背部。后倾骨盆抵住手掌，保持5～8个深呼吸的时间。

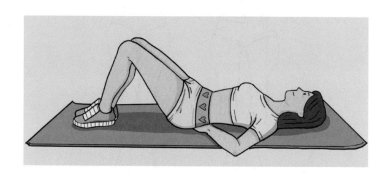

这里分享的几个练习是通过针对性的训练来增强腿部肌肉力量、重塑腿型的。

需要指出的是，腿粗对于爱美的女孩来说，确实会带来一些生活上的不便，比如：拍照只拍上半身，合照要站在人群的后面，而且基本告别了短裙、紧身裤、破洞裤……

但是，要知道，大家都不完美。所以，请不要因为腿粗而感到焦虑。我们可以通过在不完美中找到美，来让自己快乐。我们也可以从科学的视角来进一步了解自己的身体，从而通过精准的训练来塑造完美的体形。

接纳自己真实的样子，同时为了健康和美去努力，这样的你最可爱!